一問一答！

腰痛の
エビデンス

Evidence of low back pain

菊地 臣一

金原出版株式会社

はじめに

　我が国の整形外科医は、仕事の内容が海外の整形外科医とはかなり異なります。欧米の整形外科医は、手術を主体とした専門医の集団です。一方、我が国では、脊椎手術の専門医であるとともに、プライマリケア医としての仕事も要求されています。そのため、仕事の中で、欧米の整形外科医では守備範囲になっていない保存療法、あるいは、予防に対する専門的知識や技術も要求されます。

　その違いは、受け持っている領域の違いをみてもわかります。欧米の整形外科医は、骨関節の外科です。一方、我が国では、骨関節外科は当然、そのほか、関節リウマチ、スポーツ医学、骨粗鬆症に代表される代謝内科、さらには、救急、そして脊椎脊髄外科のすべてを守備範囲としています。その結果、我が国の整形外科医は、広範な領域を受け持っているが故に、外来を受診する患者が極めて多く、多忙を極めます。

　このように、我が国では運動器の守備範囲が広いが故に、腰痛の診療でも、手術だけ行っていれば良いということにはなりません。腰痛の大分部を占める非特異的腰痛も運動器診療の守備範囲です。腰椎の手術のみならず、腰痛の保存療法、あるいは予防、そして術後のリハビリテーションまで含めた腰痛のすべてを受け持っています。

　このような我が国の腰痛の診療の特異性から、腰痛に関しては、プライマリケアとしての腰痛を含め、腰痛に関するあらゆる情報を入手し、その評価をしなければなりません。そして、その成果を日々の日常診療に反映させる必要があります。その際、道標（みちしるべ）となるのが EBM（evidence-based medicine）です。EBM は平均値による結論ですが、医療従事者の art を生かすためにも EBM が基本に存在する必要があります。

　本書では腰痛についてそのような観点に立って述べてみます。

2018 年 1 月

菊地　臣一

一問一答！ 腰痛のエビデンス
CONTENTS

【 病 態 編 】

疑問1 腰痛は科学か？ 2

1-1 science（科学）だけで医療は十分か？ －重要なNBMの概念－‥‥‥‥2

1-2 テクノロジーに頼る現代医療の危機を認識しているか？‥‥‥‥4

1-3 医療従事者の対応が治療成績や満足度向上の鍵であることを
知っているか？‥‥‥‥5

1-4 疾患や医療に対するストレスの影響を考えているか？‥‥‥‥7

1-5 プラセボ効果を意識しているか？‥‥‥‥10

1-6 身体と精神の関係を見直すべきではないのか？ －原点への回帰－‥‥‥‥13

疑問2 腰痛は二足歩行の宿命か？ 14

疑問3 腰痛は加齢に伴う症状か？ 16

3-1 腰痛は高齢者特有の症状か？‥‥‥‥16

3-2 近年の海外の疫学調査でわかったことは何か？‥‥‥‥19

3-3 腰痛の自然経過はどうなっているのか？‥‥‥‥21

3-4 腰痛と年齢の関係はどうなっているのか？‥‥‥‥23

3-5 小児の腰痛は本当に稀なのか？‥‥‥‥24

疑問4 腰痛は脊椎の変性が主たる原因か？ 25

4-1 腰痛の捉え方はどう変遷してきたか？‥‥‥‥25

4-2 腰痛と外傷との関係はどうなっているのか？
－腰痛外傷説（損傷モデル）への疑問－‥‥‥‥27

4-3 腰痛と文化の関係は明らかになっているか？‥‥‥‥29

4-4 腰痛に関与する心理・社会的因子にはどのようなものがあるのか？
－心理的因子－‥‥‥‥30

4-5 腰痛に関与する心理・社会的因子にはどのようなものがあるのか？
－社会的（環境）因子－‥‥‥‥34

4-6 腰痛に関与する心理・社会的因子にはどのようなものがあるのか？
－戦場と疼痛－ ………… 37

4-7 青少年の慢性疼痛に心理・社会的因子は関与しているか？ ………… 38

4-8 椎間板と腰痛の関係はどこまでわかってきたか？ ………… 39

4-9 椎間板以外の組織の疼痛への関与はどこまで明らかになったか？ ………… 43

4-10 腰痛の原因としての新たな候補にどのような関与因子があるのか？ ………… 47

疑問 5 腰痛はなぜ苦悩や苦痛を伴っているのか？ **49**

疑問 6 腰痛と肥満は関係があるのか？ **51**

疑問 7 慢性腰痛には，癌，寿命，生育期の環境，睡眠障害が関与している？ **54**

7-1 慢性疼痛と寿命との関係はどうなっているのか？ ………… 54

7-2 生育期の環境による影響はあるのか？ ………… 56

7-3 疼痛と睡眠との関係はどうなっているのか？ ………… 57

疑問 8 腰痛を知るには脳を知る必要がある？ **59**

疑問 9 慢性腰痛に対する新たな視点とは何か？ **62**

疑問 10 良い姿勢とは？ ─私の疑問─ **64**

疑問 11 超高齢社会における腰痛の課題は何か？ **65**

11-1 殿部痛の発痛源はどこか？ ………… 65

11-2 腰椎変性側弯の課題は何か？ ………… 67

11-3 膝内側部痛と腰由来の痛みの診断を間違っていないか？ ………… 69

疑問 12 腰部脊柱管狭窄の症状は最も狭い高位で発生するのか？ **70**

疑問 13 椎間板ヘルニアによる疼痛は常に椎間板の後方突出を伴っているのか？ **72**

疑問 14 神経性間欠跛行を伴う腰部脊柱管狭窄の症例と伴わない症例の違いは何が原因か？ **73**

v

【 診 断 編 】

疑問 1 腰痛の診断に問題はないのか？　　　76

疑問 2 画像診断の価値は決定的か？　　　79

 2-1 MRI検査の価値はどの程度あるのか？ ………… 79
 2-2 MRI撮像実施上の工夫はどうしているのか？ ………… 82
 2-3 X線被曝による発癌の危険性はあるのか？ ………… 83
 2-4 症状とMRIの所見との関係は明らかになっているのか？ ………… 84
 2-5 画像で腰痛がわかるか？ ………… 85

疑問 3 神経根圧迫を安易に捉えていないか？　　　87

【 治 療 編 】

疑問 1 治療成績評価基準が変わったのを認識しているか？　　　94

疑問 2 腰痛の予防は可能なのか？　　　95

疑問 3 教育・啓発活動は腰痛による活動障害を減らせるか？　　　97

疑問 4 治療方針の基本は何か？　　　98

疑問 5 新しい概念（医学の進歩）による介入は治療成績を
向上させたか？　　　100

 5-1 診療ガイドライン作成の背景は何か？ ………… 100
 5-2 診療ガイドラインは腰痛診療を変えたか？ ………… 104
 5-3 新たな概念に基づいた治療の組み立ての課題は何か？
  －求められている新たな視点－ ………… 106
 5-4 診療の内容が患者に正しく伝えられているか？ ………… 108

疑問 6　祈りは治療手段として有効か？　109

疑問 7　腰痛の治療では局所を冷やしたほうがよいのか，
温めたほうがよいのか？　110

疑問 8　運動療法の有効性は何に由来するのか？　112

8-1　非特異的腰痛に対する運動療法は有効か？　−有効性の確認−……112
8-2　運動療法の内容や種類で有効性に差はあるか？……114
8-3　運動療法の有効性の機序はわかっているのか？……115
8-4　運動の重要性はどの程度わかっているのか？……117
8-5　ウォーキングは有効か？……124
8-6　治療としての安静の価値はあるのか？……126
8-7　座位は健康のリスク因子か？……127

疑問 9　鎮痛薬物療法は腰痛に対して有効か？　129

9-1　鎮痛薬やNSAIDsの有効性とリスクはどの程度わかっているのか？……129
9-2　アセトアミノフェン第1選択に疑問はないのか？……134
9-3　鎮痛薬の併用は有効か？……136
9-4　オピオイドの可能性と課題は何か？……138

疑問 10　ブロック療法は有効か？　149

疑問 11　代替療法は有効か？　151

11-1　代替療法はどの程度行われているのか？……151
11-2　代替療法の有効性はどの程度立証されているのか？……153
11-3　脊椎マニピュレーションの有効性に疑問符？……155

疑問 12　保存療法で有効な手技は何か？　157

疑問 13　作業関連腰痛に対する人間工学的なアプローチは有効か？　158

疑問 14　新たな保存療法にはどのような種類があるのか？　160

14-1　認知行動療法の有効性はどこまでわかっているのか？……160

vii

14-2 マインドフルネスの有効性はどこまでわかっているのか？·········· 162

14-3 音楽の有効性はどこまでわかっているのか？·········· 164

14-4 脳のザッピングの有効性はどこまでわかっているのか？·········· 165

Q 疑問 15 変性疾患に対する手術の有効性はどの程度明らかにされているのか？
166

15-1 脊椎外科医の間に大きな見解の不一致があるのはなぜか？·········· 166

15-2 脊椎手術の実施率に著しい地域差があるのはなぜか？·········· 168

15-3 術者による手術成績の差に何があるのか？·········· 169

15-4 手術をめぐるジレンマ(dilemma)はないのか？·········· 170

15-5 椎間板ヘルニアに対する手術の有効性はどの程度明らかにされているのか？·········· 172

15-6 腰部脊柱管狭窄に対する手術の有効性はどの程度明らかにされているのか？·········· 175

15-7 腰痛に対する固定術の有効性は立証されているのか？·········· 178

15-8 なぜ，固定術の実施率が急上昇しているのか？ －高まる批判－·········· 180

15-9 椎間板性腰痛に対する固定術の有効性は確立されているのか？
－検証法の不確実性－·········· 183

15-10 固定術の有効性は確立されているのか？·········· 185

15-11 固定術による疼痛緩和効果は十分か？·········· 189

15-12 変性すべり症に対する除圧と除圧・固定術併用を比較した研究はあるか？·········· 190

15-13 人工椎間板は最終的な治療か，あるいは一時的流行か？·········· 192

15-14 下肢痛を伴わない腰痛に対する手術(固定術)の有効性は確立しているのか？·········· 194

15-15 骨粗鬆症性椎体骨折に対する椎体形成術の評価は確立されているのか？·········· 195

15-16 手術成績にはどのような因子が関与しているのか？·········· 197

15-17 脊椎外科の費用対効果はわかっているのか？·········· 199

15-18 高齢者に対する手術の問題は何か？·········· 202

15-19 椎間板手術後におけるリハビリテーションは有効か？·········· 203

15-20 術前における患者との意思疎通は十分か？·········· 204

15-21 文献から脊椎外科医が学ぶことは何か？ －脊椎外科医への問いかけ－·········· 205

病態編

Q 疑問 1 腰痛は科学か？

Q 疑問 1-1 science（科学）だけで医療は十分か？
－重要なNBMの概念－

EBM（evidence-based medicine，根拠に基づく医療）だけでは，医療は不十分であるということが，EBMの普及とともに芽生えてきました。医療は，科学（science）だけでは不十分なのではないかということです。

それについて，さまざまな疑問が関係者から提示されました。例えば，現在の医療がすべて科学的に立証された内容から構成されているわけではないということは，関係者の一致した見解だと思います。それでは，将来，現在行われている医療のすべてで科学的立証が可能なのでしょうか。それはわかりません。現在の科学概念では了解不可能な内容が医療のなかに存在しているのではないかという疑問も，当然，成立します。

EBMという概念の普及とともに，先人達の築き上げてきたart（経験知）の重要性が再認識されつつあります。すなわち，共感を持っての受け入れや励まし，そして，逃げ道を塞がない患者指導などです。事実，治療における最も強力な心理的効用は医師の個人的な力であることがわかってきました。

そのようななかで，プラセボ（placebo，偽薬）は最も有効な治療薬の一つです。これについては後述しますが，治療における心理的効用（手術という "ドラマ"，昔から愛用されている丸薬，医師や看護師による手を重ねての励まし，医師の自信に満ちた態度）などです[1]。

EBMが明らかにしたのは，皮肉にも，NBM（narrative-based medicine）の重要性だったのです。

NBMとは，医療現場における医療従事者と患者との信頼関係に基づく医療，と位置づけられます。EBMは第三者の知恵を借りることが出来ますが，その前後は患者と医師という当事者だけの世界です。そこには，数値化出来ない領域や「言葉」でしか表せない問題があります。この考え方は，我が国での "手当て" の概念と同じです。

NBMの手法は，対話の重視，患者の個人的・社会的背景の評価・配慮にあります[2]。このようなことを考えると，医療提供側からみた治療方針決定の基本

は，EBMとNBMの統合ということになります。

その手順は，まず，EBMに則った各種治療法の提示です。そこでは，各治療法，あるいは，診断法の利害・得失の説明が求められます。次に，NBMに基づいた患者の個人的・社会的背景が考慮されなければなりません。つまり，EBMとNBMの統合による治療法の選択です。その際，大切なのは，患者の生活の質（quality of life，QOL），満足度の重視です。そこでは，疼痛の除去は治療の最優先すべき第一の目的ではありません。通常の生活や仕事への速やかな復帰のための手段です。同時に，患者の価値観の尊重も，現代医療では尊重されるべきです。病態は同じでも個人により治療の選択は異なるはずだからです。そのようなことを考えると，治療についての患者への説明に際しては説明に基づく同意（インフォームドコンセント，informed consent）では足りず，説明に基づく決定（インフォームドデシジョン，informed decision）まで踏み込む必要があります。

EBMが明らかにしたのは，皮肉にもNBMの重要性である。

● 文　献
1) Macmahon FG, Emanuel E, Simini B, et al : Placebos in medicine. Lancet 344 : 1641-1642, 1994.
2) Greenhalgh T, Hurwitz B : Narrative-Based Medicine : Dialogue and Discourse in Clinical Practice. London : BMJ Publishing, 1998.

疑問 1-2 テクノロジーに頼る現代医療の危機を認識しているか？

　医療技術の急激な進歩とともに，現代医療が変質してしまったのではないかという批判が提示されています[1,2]。それによれば，現代の医療は，「癒し」が「治療」へ，「思いやり」が「管理」へ，「聞くアート(問診)」が「医療機器による検査」へ取って代わられてしまったというのです。医療が，"まるで"機能不全になった生化学工場の修復に堕してしまったのではないかという指摘です。

　この背景には，経済的要因も存在しています。時間をかけた診療よりはハイテクによる診療で短時間に終わって効率化を図ったほうが，経済的にも良いという考え方です。上で紹介した本のなかでは，NBMへの配慮の重要性を説いています。問診の重要性と心のケアの大切さです。高齢者の医療では，患者の全人格に向き合うケアの概念が大切です。つまり，医療従事者には，よく聴く技，孤独に対する洞察力，不自由(disability)に対する共感が求められているのです。

 現代医学でも，患者の訴えに耳を傾ける技，患者の愁訴への共感といった，医の原点の重要性は変わらない。

● 文　献
1) Lown B : The Lost of Healing. Boston : Houghton Mifflin, 1996.
2) Lown B, 小泉直子(翻訳): 治せる医師・治せない医師. 築地書館, 1998.

疑問 1-3 医療従事者の対応が治療成績や満足度向上の鍵であることを知っているか？

近年，医療従事者の積極的な対応（指導，共感，励ましなど）が治療成績を向上させるという報告があります[1,2]。その後，同様の報告が相次いでされています。医療従事者の態度が患者の満足度に影響を与える[3,4]，患者は健康に直接関係のない話題にも気さくに触れる医師により大きな満足を感じている[5]，医師の患者への接し方（品位ある態度）が患者のコンプライアンス（治療計画の遵守，予防治療の継続）に影響する[6]，といった報告です。

これらの報告から，患者と医師とのコミュニケーションが極めて大切であることがわかります。事実，医師とのコミュニケーションが患者自身による治療法決定に影響しているという報告[7]，医師には癌患者への共感が欠けているのではないかという問題提起があります[8]。その他，慢性就労障害の予測因子として，患者自身の要素（神経根障害，高度な機能障害，広範な痛み，長期の欠勤）の他に，外的因子（雇用者や医療従事者の役割）も重要であるとの指摘は重要です[9]。このような事実を考えると，やはり，医療現場のみならず，職場でも，職員間に信頼関係が存在することが大切です。

近年，医療従事者と患者との友好的な対話は，思考や判断に重要であるとの報告もあります[10]。

最近，広く医療機関に導入されている診療録の電子カルテ化が，患者の満足度低下を引き起こしているという報告があります[11]。米国での報告です。それによれば，EHR（electronic medical record，生涯健康医療電子記録）の記入が，医師のうつ病と燃え尽き症候群増加の主な原因であるということです。このシステムは，我が国では電子カルテに相当します。医師による記録が，患者との交流や医師の私生活の時間を減少させ，結果的にそれが患者の満足度低下につながっているという指摘です。このような現状に対して，コンピュータ画面から医師を解放するために医療システムを改革する時期であるという提唱があります[12]。

いずれにしても，これらの報告は，より良い医療を実現するためには，腰痛の診療に限らず，診療現場で，医療従事者が患者との信頼関係確立のためにさまざまな工夫をする必要があることを教えてくれています。

A 治療成績や患者の満足度向上には，医療従事者の対応の仕方が深く関わっている。

●文　献

1) Thomas KB : General practice consultations : is there any point in being positive? Br Med J (Clin Res Ed) 294 : 1200-1202, 1987.

2) Udén A : Choose the words carefully！Information with a positive content may affect the patients with spinal problems so they dare to live a normal life. Lakartidningen 93 : 3923-3925, 1996.

3) Cherkin DC, MacCornack FA : Patient evaluations of low back pain care from family physicians and chiropractors. West J Med 150 : 351-355, 1989.

4) Bush T, Cherkin D, Barlow W : The impact of physician attitudes on patient satisfaction with care for low back pain. Arch Fam Med 2 : 301-305, 1993.

5) Gross DA, Zyzanski SJ, Borawski EA, et al : Patient satisfaction with time spent with their physician. J Fam Pract 47 : 133-137, 1998.

6) Beach MC, Sugarman J, Johnson RL, et al : Do patients treated with dignity report higher satisfaction, adherence, and receipt of preventive care? Ann Fam Med 3 : 331-338, 2005.

7) Halvorsen PA, Selmer R, Kristiansen IS : Different ways to describe the benefits of risk-reducing treatments : a randomized trial. Ann Intern Med 146 : 848-856, 2007.

8) Morse DS, Edwardsen EA, Gordon HS : Missed opportunities for interval empathy in lung cancer communication. Arch Intern Med 168 : 1853-1858, 2008.

9) Turner JA, Franklin G, Fulton-Kehoe D, et al : ISSLS prize winner : early predictors of chronic work disability : a prospective, population-based study of workers with back injuries. Spine 33 : 2809-2818, 2008.

10) Ybarra O, Winkielman P, Yeh I, et al : Friends (and sometimes enemies) with cognitive benefits : what types of social interactions benefit executive functioning? Soc Psychol Personal Sci 2 : 253–261, 2011.

11) Sinsky C, Colligan L, Li L, et al : Allocation of Physician Time in Ambulatory Practice : A Time and Motion Study in 4 Specialties. Ann Intern Med 165 : 753-760, 2016.

12) Hingle S : Electronic Health Records : An Unfulfilled Promise and a Call to Action. Ann Intern Med 165 : 818-819, 2016.

Q 疑問 1-4 疾患や医療に対するストレスの影響を考えているか？

ストレスが，疼痛だけでなく，疾患や医療にも大きな影響を与えていることが，近年，明らかになってきました。

診療面へのストレスの問題を関係者に広く認知させた論文によれば，ストレス下に置かれたときに，悲観的になるよりも楽観主義を貫くことが事態の改善につながります[1]。この研究により，楽観主義が免疫などの機能を増強する，あるいは，少なくともストレスにより抑制された免疫能を活性化することが明らかになりました。

医師が患者に疾患について説明する際に，状況に応じて楽観的に話し合えば，患者にとってプラスになります。そこでは，疾患に対処する方法についての話し合いが必要です。また，患者を現在の状況から希望を託すことが出来るような何かを見い出す方法に焦点を絞っての話し合いが求められます。つまり，医療従事者には，患者が希望を失わない話し方が求められます。

上に述べた論文の発表の後，患者のストレスや抑うつ，怒りが強いと薬剤の効果はより低下するという報告や[2]，うつ状態が高度になるほど，社会的接触が減少するほど，心疾患による死亡率が上昇するということが報告されています[3]。怒りと敵意が冠動脈性心疾患の発症や予後不良と関係があるという研究もあります[4]。職務でのストレスが心疾患リスク上昇と関連しているという報告もあります[5]。また，椎間板ヘルニアを有する症例にはストレスが強く存在しているという報告もあります[6]。

一方，配偶者やパートナーとの同居が，認知機能の低下やアルツハイマー病の発症リスクを防止しているという報告[7]，そして楽天的な人は心疾患の発症率や総死亡率が低いという研究があります[8]。歌詞なしの音楽が血圧を低下させるという報告もあります[9]。この研究によれば，歌詞なしの音楽は，安静よりも有効です。

これらの一連の研究結果とは逆に，ストレスは疾患のリスク上昇には関係ないという報告もあります。一つは，癌患者の生存率や癌の進行度は，精神状態に直接的，間接的にも影響されないという報告です[10]。また，仕事のストレスは癌の危険因子ではないという報告もあります[11]。

これらの報告は，ストレスに晒された人間の環境と同様に，ストレスへの対処の仕方も，ストレスの大きさと同じくらい大切であることを示しています。

いずれにしても，医療従事者は，診療にあたっては患者のストレスに留意して診療する必要があります。

疼痛とは直接関係ありませんが，社会的格差と死亡リスクが関連するという報

告もあります[12]。ただ，その関連性は文化圏で異なるということに留意すべきとの指摘をしている論文もあります[13]。

その後，重度のストレスが身体的疼痛を引き起こす可能性[14]，心的外傷後ストレス障害は2型糖尿病の危険因子といった報告が発表されました[15]。

これらの報告をまとめてみると，過大なストレスは，痛みはもとより，人間の健康に深く関与していることは確かです。

疑問1-3でも紹介しましたが，医師による電子カルテへの記入が，結果的に患者の満足度を低下させているという指摘があります[16]。ここにも，ストレスが医療における治療成績にまで影響してしまうということがみてとれます。

医療従事者は，ストレスが疾患や医療に深く関わっていることに留意する必要がある。

●文　献

1) Segerstrom SC, Taylor SE, Kemeny ME, et al：Optimism is associated with mood, coping, and immune change in response to stress. J Pers Soc Psychol 74：1646-1655, 1998.
2) Rutledge T, Linden W, Davies RF：Psychological risk factors may moderate pharmacological treatment effects among ischemic heart disease patients. Canadian Amlodipine/Atenolol in Silent Ischemia Study (CASIS) Investigators. Psychosom Med 61：834-841, 1999.
3) Irvine J, Basinski A, Baker B, et al：Depression and risk of sudden cardiac death after acute myocardial infarction：testing for the confounding effects of fatigue. Psychosom Med 61：729-737, 1999.
4) Chida Y, Steptoe A：The association of anger and hostility with future coronary heart disease：a meta-analytic review of prospective evidence. J Am Coll Cardiol 53：936-946, 2009.
5) Kivimäki M, Nyberg ST, Batty GD, et al：Job strain as a risk factor for coronary heart disease：a collaborative meta-analysis of individual participant data. Lancet 380：1491-1497, 2012.
6) Sato N, Kikuchi S, Sato K：Quantifying the stress induced by distress in patients with lumbar disc herniation in terms of natural killer cell activity measurements：chromium release assay versus multiparameter flow cytometric assay. Spine 27：2095-2100, 2002.
7) Håkansson K, Rovio S, Helkala EL, et al：Association between mid-life marital status and cognitive function in later life：population based cohort study. BMJ 339：b2462, 2009.
8) Tindle HA, Chang YF, Kuller LH, et al：Optimism, cynical hostility, and incident coronary heart disease and mortality in the Women's Health Initiative. Circulation 120：656-662, 2009.
9) Trappe HJ, Voit G：The Cardiovascular Effect of Musical Genres. Dtsch Arztebl Int 113：347-352, 2016.
10) Coyne JC, Pajak TF, Harris J, et al：Emotional well-being does not predict survival in head and neck cancer patients：a Radiation Therapy Oncology Group study. Cancer 110：2568-2575, 2007.
11) Heikkilä K, Nyberg ST, Theorell T, et al：Work stress and risk of cancer：meta-analysis of 5700 incident cancer events in 116,000 European men and women. BMJ 346：f165, 2013.
12) Stringhini S, Dugravot A, Shipley M, et al：Health behaviours, socioeconomic status, and mortality：further analyses of the British Whitehall II and the French GAZEL prospective cohorts. PLoS Med 8：e1000419, 2011.
13) Stringhini S, Sabia S, Shipley M, et al：Association of socioeconomic position with health behav-

iors and mortality. JAMA 303 : 1159-1166, 2010.

14) Hange D, Mehlig K, Lissner L, et al : Perceived mental stress in women associated with psycho-somatic symptoms, but not mortality : observations from the Population Study of Women in Gothenburg, Sweden. Int J Gen Med 6 : 307-315, 2013.

15) Roberts AL, Agnew-Blais JC, Spiegelman D, et al : Posttraumatic stress disorder and incidence of type 2 diabetes mellitus in a sample of women : a 22-year longitudinal study. JAMA Psychiatry 72 : 203-210, 2015.

16) Sinsky C, Colligan L, Li L, et al : Allocation of Physician Time in Ambulatory Practice : A Time and Motion Study in 4 Specialties. Ann Intern Med 165 : 753-760, 2016.

Q 疑問 1-5 プラセボ効果を意識しているか？

　医学の進歩によりプラセボ効果に新たな光が当てられています。近年，プラセボ効果は特異な現象ではなく，脳に明らかな変化が発生していることが明らかにされています。いまや，診療や治療効果の判定でプラセボ効果は無視できません。プラセボ効果を利用して，患者の期待や医師との信頼関係を通じて治療効果を増強出来る可能性があります。いま，医療従事者は，プラセボ効果を上手に利用することを求められています。

　プラセボ効果は1990年代から科学的な研究が精力的に進められてきています。まず，プラセボ効果は，内服で50％，手術では70％にみられることが報告されています[1]。それによれば，慢性痛に対する薬剤や緩和処置の効果判定に際してはプラセボを制御することが必須です。しかも，プラセボ効果はゆっくりと長く持続します。特に，鎮痛治療では，プラセボ効果が大きな役割を果たしています[2]。しかも，このプラセボ効果は，医師と患者の間に信頼関係があり，治療意欲のある患者でより有効です[3]。

　治療行為それ自体にプラセボ効果増強作用があることもわかってきました[4]。このプラセボ効果は，単なる思い込みではなく，プラセボは脳を刺激し疼痛緩和作用を発現することがわかってきました。しかも，疼痛が緩和されるであろうという予期，あるいは，期待が脳の活動を刺激していることもわかってきました[5]。この脳内の変化については，プラセボの投与で鎮痛に関与している脳内化学物質（内因性オピオイドのエルドルフィン）が直接活性化されるのです[6]。

　その後の報告によれば，治療を遵守する人はプラセボでも死亡率が下がります[7]。このプラセボ効果は，高い価格の薬の鎮痛薬で，より効果的で，鎮痛効果が高いという面白い報告もあります[8]。プラセボでも，高価な新薬との説明で，より効果的であることがパーキンソン病患者を対象とした研究で立証されています[9]。同様の報告に，プラセボ効果はワインの味の良し悪しの鑑別の際にも認められるという結果さえあります[10]。

　いまや，プラセボは日常診療でも応用されています。それらによれば，関節リウマチ専門医や一般内科医は，日常的に鎮痛薬や抗菌薬をプラセボ薬として処方しています[11]。また，プラセボの鍼治療は，過敏性大腸症候群に有効です[12]。さらには，患者の期待がプラセボ効果を増強しているといいます[13]。

　このような事実を考えると，医療従事者は，プラセボ効果の研究を進めて治療改善に役立てることが必要です[14]。事実，プラセボ効果の要素の多い治療が，現場で積極的に利用されています[15,16]。

　プラセボ効果を脳科学に基づいて検証する試みは，近年，相次いでされていま

す。それらによれば，プラセボ効果は内因性オピオイドを介して作用しています[17]。脳のシグナル伝達経路，特にドーパミン，オピオイド，内因性カンナビノイド，セロトニン経路がプラセボ効果の発現を助けています[18]。

一方，医療従事者は，患者は原因不明の症状について後向き（ネガティブ）な説明に敏感であるというノセボ効果に注意が必要です[19]。

このプラセボ効果は国により異なるという面白い研究もあります。それによれば，米国人はより大きな鎮痛効果が得られます[20]。

プラセボ効果の研究の進展が研究結果にも影響することが明らかにされつつあります。それらによれば，神経障害性疼痛，あるいは癌性疼痛に対する新薬の90％は肯定的な結果が得られないという驚くべき結果があります。それによれば，この結果はプラセボ効果への配慮の結果ではないかとのことです[21]。いかにプラセボ効果の影響が大きいかがこの結果から窺えます。また，偽薬（プラセボ）で慢性腰痛が軽減するのは，学習効果でないのかという可能性を指摘している論文もあります[22]。近年の多くのプラセボ効果の研究から，医療従事者は真剣にプラセボ効果について学び，それを診療の現場で応用することが求められます。

A 医療従事者は，いま，プラセボ効果について学び，それを診療に応用することが求められている。

●文　献
1) Fine PG, Roberts WJ, Gillette RG, et al : Slowly developing placebo responses confound tests of intravenous phentolamine to determine mechanisms underlying idiopathic chronic low back pain. Pain 56 : 235-242, 1994.
2) Turner JA, Deyo RA, Loeser JD, et al : The importance of placebo effects in pain treatment and research. JAMA 271 : 1609-1614, 1994.
3) 中野重行，菅原英世，坂本真佐哉，他：心身症患者におけるプラセボ効果に関与する要因：医師患者関係、治療意欲および薬物治療に対する期待度.臨床薬理 30 : 1-7, 1999.
4) Kaptchuk TJ, Goldman P, Stone DA, et al : Do medical devices have enhanced placebo effects？ J Clin Epidemiol 53 : 786-792, 2000.
5) Wager TD, Rilling JK, Smith EE, et al : Placebo-induced changes in FMRI in the anticipation and experience of pain. Science 303 : 1162-1167, 2004.
6) Zubieta JK, Bueller JA, Jackson LR, et al : Placebo effects mediated by endogenous opioid activity on mu-opioid receptors. J Neurosci 25 : 7754-7762, 2005.
7) Wu JY, Leung WY, Chang S, et al : Effectiveness of telephone counselling by a pharmacist in reducing mortality in patients receiving polypharmacy : randomised controlled trial. BMJ 333 : 522, 2006. Epub 2006 Aug 17.
8) Waber RL, Shiv B, Carmon Z, et al : Commercial features of placebo and therapeutic efficacy. JAMA 299 : 1016-1017, 2008.
9) Häuser W, Hansen E, Enck P : Nocebo phenomena in medicine : their relevance in everyday clinical practice. Dtsch Arztebl Int 109 : 459-465, 2012.
10) Plassmann H, O'Doherty J, Shiv B, et al : Marketing actions can modulate neural representations

of experienced pleasantness. Proc Natl Acad Sci U S A 105 : 1050-1054, 2008.

11) Tilburt JC, Emanuel EJ, Kaptchuk TJ, et al : Prescribing "placebo treatments" : results of national survey of US internists and rheumatologists. BMJ 337 : a1938, 2008.

12) Kaptchuk TJ, Kelley JM, Conboy LA, et al : Components of placebo effect : randomised controlled trial in patients with irritable bowel syndrome. BMJ 336 : 999-1003, 2008.

13) Lidstone SC, Schulzer M, Dinelle K, et al : Effects of expectation on placebo-induced dopamine release in Parkinson disease. Arch Gen Psychiatry 67 : 857-865, 2010.

14) Finniss DG, Kaptchuk TJ, Miller F, et al : Biological, clinical, and ethical advances of placebo effects. Lancet 375 : 686-695, 2010.

15) Avins AL : Needling the status quo. Arch Intern Med 172 : 1454-1455, 2012.

16) Vickers AJ, Cronin AM, Maschino AC, et al : Acupuncture Trialists' Collaboration.Acupuncture for chronic pain : individual patient data meta-analysis. Arch Intern Med 172 : 1444-1453, 2012.

17) Nolan TA, Price DD, Caudle RM, et al : Placebo-induced analgesia in an operant pain model in rats. Pain 153 : 2009-2016, 2012.

18) Hall KT, Loscalzo J, Kaptchuk TJ : Genetics and the placebo effect : the placebome. Trends Mol Med 21 : 285-294, 2015.

19) Espay AJ, Norris MM, Eliassen JC, et al : Placebo effect of medication cost in Parkinson disease : a randomized double-blind study. Neurology 84 : 794-802, 2015.

20) Tuttle AH, Tohyama S, Ramsay T, et al : Increasing placebo responses over time in U.S. clinical trials of neuropathic pain. Pain 156 : 2616-2626, 2015.

21) Marchant Jo : Strong Placebo Response Thwarts Painkiller Trials. Nature News.doi : 10.1038/nature.2015.18511. http://www.nature.com/news/strong-placebo-response-thwarts-painkiller-trials-1.18511

22) Carvalho C, Caetano JM, Cunha L, et al : Open-label placebo treatment in chronic low back pain : a randomized controlled trial. Pain 157 : 2766-2772, 2016.

Q 疑問 1-6　身体と精神の関係を見直すべきではないのか？　－原点への回帰－

近年の科学が明らかにした，疼痛への心理的な関与の深さ，そして疑問4で示したさまざまな事実から，身体と精神との関係について，もう一度我々は考える必要があります。それは，原点への回帰です。

Hippocratesは，患者の疾患の原因について知るよりも，疾患を持っている患者について知ることが大切であると言っています。同じようなことは，Oslerも述べています[1]。私の恩師であるMacnabは，「患者が持っている痛みを知るよりも，痛みを持っている患者を評価せよ」と，我々に諭していました。

「健全なる精神は健全なる身体に宿る」(ユウェナリス，諷刺詩集)という箴言が知られています。現代の科学が明らかにしたのは，皮肉にも，「健全なる身体は健全なる精神に宿る」，あるいは培われるというのが事実のようです。

A 現代の科学は，「健全なる精神は健全なる身体に宿る」ではなく，「健全なる身体は健全なる精神に宿る」ことを明らかにした。

●文　献
1) Scherger JE : What patients want. J Fam Pract 50 : 137, 2001.

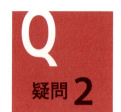

腰痛は二足歩行の宿命か？

　このことについては，『続・腰痛をめぐる常識のウソ』の「常識1」で紹介しました。その後の研究の進展を紹介します。

　人間の最古の祖先とされるLucyについて，面白い記述があります[1]。化石の骨をみると，第6胸椎から第10胸椎にかけて後弯があります。脊椎へ過重な負担がかかっていた証拠です。二足歩行が，結果として，後弯を発生させたものと思われます。後弯のある高位に，Scheuermann病に似た所見があるのです。

　考古学の遺骨でも，脊椎に関節症性の変化が約30％にみられます[2]。脊椎へ力学的な負担がかかっていた証拠です。近年，ヒトとサルをつなぐ生物とされているイーダにも，脊柱が真っ直ぐでなく，弯曲があります[3]。このことから，二足歩行の結果として，脊椎への負担を和らげるために，脊柱に弯曲が生じたものと解釈できます。

　脊椎への生体力学的負荷は悪いことばかりではありません。脊椎への物理的負荷の重要性については，多くの報告があります。まず，骨，筋肉，靱帯と同様に，椎間板を健常な状態を保つためには，一定の機械的なストレスが必要です[4〜7]。一方で，過剰負荷は脊椎に損傷を与えてしまいます。しかし，過剰な負荷が，そのまま腰痛発生に結びつくかと言えば，そうではありません[8]。

　運動が，健康の維持，あるいは，疼痛の治療に有効であることは，近年の研究結果が明らかにしています。では，一生涯，運動を続けることが本当に腰によいのか，あるいは，かえって有害なのかについて，面白い研究があります。この疑問については，『続・腰痛をめぐる常識のウソ』の「常識34」で紹介しました。

　運動の種類によって脊椎への負担は異なるのではないかということを想定させる研究があります[9]。それによれば，一流スポーツ選手の骨密度は，トレーニング量や競技の動きに対応して急速に変化します。重量挙げ選手やボクシング選手では，腰で平均18％，大腿骨頚部で23％も，骨密度が増加します。ところが，トレーニングを中止すると，1カ月で15％も低下してしまいます。ツールドフランス（Tour de France）として有名な自転車競技では，競技の前後で，腰で10％，大腿骨頚部で17％も骨密度を損失します。この原因は，体重を支える姿勢の差なのでしょうか，あるいは，地面に直接足が着いていないことが影響しているのでしょうか。骨密度が競技によって急速に変化することが，これらの研究から明

らかです。

近年，宇宙飛行士が宇宙に長期滞在することで，骨強度が大幅に低下することがわかっています[10]。それによれば，4～6カ月の国際宇宙ステーション滞在で，骨強度が大幅に低下します。その低下強度は，高齢女性の骨強度低下に匹敵します。

別の角度から，脊椎への負荷が椎間板や骨に与える影響について検討されています。体操競技では，体操選手は椎間板の高さや幅が対照群より大きいという結果が得られています[11]。椎間板の輝度も高いのです。これは，激しい運動に対する積極的な生理的反応とみることが出来るかもしれません。同様の報告は，他の研究でも明らかにされています。それによれば，体操選手の脊椎の骨密度は高いのです[12]。

脊椎を含むすべての組織は，健康と強さを保つためには身体的負荷が必要です。それでは，正常な活動の限界はどこか，ということに関しては，まだわかっていません。

二足歩行は，脊椎へ大きな負担をかけている。しかし，それが，即，腰痛を引き起こしているわけではない。

● 文　献

1) Cook DC, Buikstra JE, DeRousseau CJ, et al : Vertebral pathology in the afar australopithecines. Am J Phys Anthropol 60 : 83-101, 1983.
2) Gerszten PC, Gerszten E, Allison MJ : Diseases of the spine in South American mummies. Neurosurgery 48 : 208-213, 2001.
3) Tudge C : The Link : New York : Little, Brown and Company, 2009.
4) Leblanc AD, Schneider VS, Evans HJ, et al : Bone mineral loss and recovery after 17 weeks of bed rest. J Bone Miner Res 5 : 843-850, 1990.
5) LeBlanc AD, Evans HJ, Schneider VS, et al : Changes in intervertebral disc cross-sectional area with bed rest and space flight. Spine 19 : 812-817, 1994.
6) 西原克成：生物は重力が進化させた．講談社，1997.
7) Matsumoto T, Kawakami M, Kuribayashi K, et al : Cyclic mechanical stretch stress increases the growth rate and collagen synthesis of nucleus pulposus cells in vitro. Spine 24 : 315-319, 1999.
8) Brinckmann P, et al : Occurrence and Magnitude of Overload Injuries to the Lumbar Vertebrae and Discs of Workers Exposed to Heavy Physical Exertions or Vibration. Norwich UK : HSE Books, 1999.
9) Sabo D, Reiter A, Pfeil J : Güssbacher A, et al : Modification of bone quality by extreme physical stress. Bone density measurements in high-performance athletes using dual-energy x-ray absorptiometry. Z Orthop Ihre Grenzgeb 134 : 1-6, 1996.
10) Keyak JH, Koyama AK, LeBlanc A, et al : Reduction in proximal femoral strength due to long-duration spaceflight. Bone 44 : 449-453, 2009.
11) Schulitz KP, et al : The International Society for the Study of the Lumbar Spine(ISSLS). 1999, Kona, Hawaii.
12) Nickols-Richardson SM, O'Connor PJ, Shapses SA, et al : Longitudinal bone mineral density changes in female child artistic gymnasts. J Bone Miner Res 14 : 994-1002, 1999.

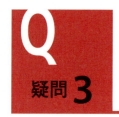

腰痛は加齢に伴う症状か？

人間は，75〜85％が人生で一度は腰痛を経験します[1]。つまり，腰痛は，人間にとって，最も普通に経験する痛みの一つです。

疑問 3-1　腰痛は高齢者特有の症状か？

加齢に伴う脊椎の変化と疼痛との出現は，直結するものではありません。加齢変化によると考えられる自覚症状も，時間の経過とともに変化することを多くの研究が明らかにしました。また，加齢に伴う自覚症状の病態は年齢により異なっている可能性があることもわかってきました。さらには，臓器相関という視点から，膝や股関節が腰痛の発現へ関与していることを評価する必要があることも判明してきました。

加齢と運動器について，自問自答してみます。骨と椎間板だけが加齢変化を呈するわけではありません。例えば，筋肉の加齢変化とその意味を我々はわかっているのでしょうか。また，運動器の専門家として，各臓器における年代別の標準機能値を知っているのかという質問にも，十分，答えられません。当然，年代によって標準値は違っているはずです。60歳台の人間に20歳の機能を復活させるファウスト（ゲーテ）のようなことを，患者のみならず，医療提供側も考えていないのか，と自問自答をする必要があります。

研究成果から，加齢と腰痛の関係について探ってみます。高齢者の直接検診結果をみると，高齢者の慢性腰痛の一症状として腰痛性間欠跛行が高率で認められます[2]。しかも，腰痛がある人と腰痛性間欠跛行がある人は，65歳以上で約60％，65歳未満で約10％です。腰痛性間欠跛行は女性，高齢者，脊柱後弯変形を呈する人に高率で認められます。脊柱後弯変形での合併は約80％にも上ります。この結果から，高齢者の腰痛の特徴は，腰痛性間欠跛行であることがわかります。

次に，腰痛を年代別にみると，加齢とともに，腰痛の頻度が増えるかというと，必ずしもそうではありません[3]。一方，単純X線写真でみる限り，加齢とともに，椎間板変性の有所見率が増えていきます。

次に，質の高い大規模な疫学調査によれば，腰痛の有病率は，20歳台，30歳

台と，50歳台，60歳台の間であまり変わりありません[4]。つまり，非特異的腰痛は，壮・高齢者に限ったことではないということです。次に，治療を必要とする腰痛が起こった年代は，高齢者に明らかに多い傾向が認められます。すなわち，治療を必要とするほどの腰痛は年齢とともに増加しています。腰痛の発症を調べた結果から見ると，腰痛は高齢者に特有の症状であるということが否定されます。

地域での医師の直接検診による疫学調査によれば，腰部脊柱管狭窄の頻度は，年齢とともに高くなります[5]。同じような結果は，異なった手法による研究でも見られます。これらによれば，腰部脊柱管狭窄は高齢になるとともに増加する傾向が認められます。男性約6％，女性では約6％，全体として約6％が腰部脊柱管狭窄の症状を呈しています[6,7]。

腰痛に限らない全体の健康状態の疫学調査LOHAS（Locomotive Syndrome and Health Outcome in Aizu Cohort Study）の報告を紹介します。この調査によれば，腰痛とメタボリックシンドロームとは関連があります[8]。腰痛を有する集団ではQOLが低下しています[9]。そして，腰部脊柱管狭窄に伴う症状を有する群は約12％です。その内訳は，男約11％，女約13％です[7]。これらの結果は，腰痛と生活習慣病は深く関連していることを示しています。

近年，診療のうえで問題になっていることがあります。それは，国民の高齢化とともに，腰部脊柱管狭窄と下肢末梢の血流が不良になるPAD（peripheral arterial disease）が合併している症例が少なからずみられることです。

なぜ腰部脊柱管狭窄とPADの合併が問題になるか，その理由を記します。まず，高齢者の増加に伴う患者の増大があります。次に，誤診の問題があります。整形外科ではPADの，循環器外科では腰部脊柱管狭窄の見逃しが時に問題になります。さらに，両者が合併している患者が増えているのですが，各々の疫学調査で両者の合併頻度が乖離しているという問題が挙げられます。全国規模での精緻なスタディデザイン（study design）による学会主導の疫学調査の実施によれば，腰部脊柱管狭窄例の約7％にPADが合併しています[10]。今後，両者の合併例の診療上の問題は，高齢化の進展とともに大きくなっていくと考えられます。

 腰痛は高齢者特有の症状ではない。あらゆる年齢層に腰痛という愁訴が存在する。

●文　献
1) Nachemson AL, Jonsson E : Neck and back pain. Philadelphia : Williams&Wilkins, 2000.
2) 荒井 至, 菊地臣一, 佐藤勝彦, 他：高齢者の腰痛の疫学的検討. 日整会誌 69：S102, 1995.

3) 長総義弘, 菊地臣一, 紺野慎一：腰痛・下肢痛・膝痛に関する疫学的検討. 整・災外 37：59-67, 1994.

4) 福原俊一, 鈴鴨よしみ, 森田智視, 他：腰痛に関する全国調査. 日本整形外科学会プロジェクト事業, 2003.

5) 大谷晃司, 菊地臣一, 紺野慎一, 他：運動器に関する疫学調査 南会津スタディ 第1報 腰部脊柱管狭窄の頻度と腰痛関連QOLとの関係（横断研究）. 臨整外 43：789-796, 2008.

6) 矢吹省司, 福森則男, 関口美穂, 他：腰部脊柱管狭窄症のpopulation-based study. 日整会誌 86：S126, 2012.

7) Yabuki S, Fukumori N, Takegami M, et al：Prevalence of lumbar spinal stenosis, using the diagnostic support tool, and correlated factors in Japan：a population-based study. J Orthop Sci 18：893-900, 2013.

8) Ono R, Yamazaki S, Takegami M, et al：Gender difference in association between low back pain and metabolic syndrome：locomotive syndrome and health outcome in Aizu cohort study（LOHAS）. Spine 37：1130-1137, 2012.

9) Otani K, Takegami M, Fukumori N, et al：Locomotor dysfunction and risk of cardiovascular disease, quality of life, and medical costs：design of the Locomotive Syndrome and Health Outcome in Aizu Cohort Study（LOHAS）and baseline characteristics of the study population. J Orthop Sci 17：261-271, 2012.

10) Uesugi K, Sekiguchi M, Kikuchi S, et al：Lumbar spinal stenosis associated with peripheral arterial disease：a prospective multicenter observational study. J Orthop Sci 17：673-681, 2012.

疑問 3-2 近年の海外の疫学調査でわかったことは何か？

　海外の疫学調査をみてみます。腰痛は全世界における活動障害の第1位を占め，疾患の世界的負荷の原因の第6位に相当します。第1位は虚血性心疾患です[1]。喫煙は腰痛のリスクを上昇させることもわかっています[2]。我が国の報告によれば，慢性疼痛の治療期間が1年以上の患者が約70％も存在しています[3]。

　診療現場での問題点も指摘されています。それによれば，腰痛・頚部痛の治療では，根拠のない薬剤の使用，麻酔薬の大量処方，高度な画像検査の増加，そして，専門医への過剰な紹介という現状が指摘されています[4]。我が国の研究によれば，約40％に1年以上疼痛が持続していることが指摘されています[5]。問題は，米国では治療件数の大幅な増加にも関わらず，腰痛に関連する活動障害の有病率の低下を示すエビデンスがないという事実です[6]。

　最近，英国では，慢性広範痛症（chronic widespread pain）の有病率が，非常に高いということが報告されています[7]。その一部として，腰痛や頚部痛が存在しています。この頻度が高いということに驚かされます。

　また，英国から成人の半数が何らかの慢性疼痛（3カ月以上持続）を保有しているという調査結果が出ています[8]。英国成人の半分が強い不快な症状や機能的問題を有するということになります。ただ，中等度〜重度の活動障害は10.4〜14.3％であることを考えると，英国成人の半数以上が慢性疼痛を有するという数字が独り歩きし，国民に不安と誤解を招く恐れがあります。

　"持続性の腰痛のみ"の群は，持続性の"腰痛と他の部位の疼痛"を有する群とは異なっている，という報告があります[9]。後者では有病率が高く，活動障害を来すことが多いのです。医師は，両者を別の病態の患者と捉えずに一緒にして治療していないかということが，いま，問われています。

　いまや，腰痛は各国で国民的課題となっています。しかし，その基準などの違いにより解釈はさまざまです。また，腰痛という局所の症状も，全身の問題，あるいは，不健康という病態で捉え直す必要があります。

A もっともありふれた愁訴である腰痛を，局所の問題でなく，人間の健康に関わる問題として捉える必要がある。

● 文　献
1) Murray CJ, Vos T, Lozano R, et al : Disability-adjusted life years(DALYs)for 291 diseases and injuries in 21 regions, 1990-2010 : a systematic analysis for the Global Burden of Disease Study

2010. Lancet 380 : 2197-2223, 2012.

2) Shi Y, Weingarten TN, Mantilla CB, et al : Smoking and pain : pathophysiology and clinical implications. Anesthesiology 113 : 977-992, 2010.

3) Nakamura M, Nishiwaki Y, Ushida T, et al : Prevalence and characteristics of chronic musculoskeletal pain in Japan. J Orthop Sci 16 : 424-432, 2011.

4) Mafi JN, McCarthy EP, Davis RB, et al : Worsening trends in the management and treatment of back pain. JAMA Intern Med 173 : 1573-1581, 2013.

5) Nakamura M, Nishiwaki Y, Ushida T, et al : Prevalence and characteristics of chronic musculoskeletal pain in Japan : a second survey of people with or without chronic pain. J Orthop Sci 19 : 339-350, 2014 .

6) Case A, Deaton A : Rising morbidity and mortality in midlife among white non-Hispanic Americans in the 21st century. Proc Natl Acad Sci U S A 112 : 15078-15083, 2015.

7) Mansfield KE, Sim J, Jordan JL, et al : A systematic review and meta-analysis of the prevalence of chronic widespread pain in the general population. Pain 157 : 55-64, 2016.

8) Fayaz A, Croft P, Langford RM, et al : Prevalence of chronic pain in the UK : a systematic review and meta-analysis of population studies. BMJ Open 6 : e010364, 2016.

9) Croft P : Picking targets in fog : the pluses and minuses of defining chronic widespread pain. Pain 157 : 514-515, 2016.

Q 疑問 3-3 　腰痛の自然経過はどうなっているのか？

　腰痛の自然経過を検討するのは，必ずしも容易なことではありません。なぜなら，患者の多くは，何らかの治療を受けているからです。ただ，侵襲的な治療を受けていない場合には，自然経過に近いとみなすことも可能です。そういった限界があることを踏まえて，腰痛の自然経過をみてみます。

　まず，非特異的腰痛です。急性腰痛は，横断的研究では予後良好とされています。ただし，近年の縦断的研究では，必ずしも予後良好ではありません。しかし，それが増悪を意味しないということがわかってきました。それによれば，大多数では1〜2週以内に回復するが，数カ月にわたり続くことがある。ほとんどの症例で再発が認められる。しかし，再発が再受傷や増悪を意味しているわけではない。4人に1人は1年後も腰痛が持続しているという結果です[1,2]。

　別の報告では，急性腰痛の予後は，診療ガイドラインの勧告より回復に時間がかかっており，患者の1/3近くは1年以内に完全回復が得られなかったという結果です[3]。

　次に，椎間板ヘルニアです。我々の調査では，約10年追跡した結果では，手術拒否例でも麻痺も含めて予後良好でした[4]。脊柱管狭窄は，神経障害型式によって自然経過が異なります。手術を選ばなかった馬尾障害を呈する患者は，生涯を終えるまで不変でした。一方，神経根障害では自然緩解傾向がみられました[5]。このように，腰痛はその病態によって自然経過が異なります。

　不安定腰椎の所見を呈する症例についてみてみます。単純X線写真上の所見である不安定腰椎を10年以上追跡調査した結果です。20％はX線学的不安定が消失しています。後方開大のみの症例の機能的予後は良好です。前屈時における後方開大・前方すべりを呈する症例ではX線学的不安定性や症状が持続する傾向が認められます。機能的予後には，単純X線写真で見られる不安定性よりも脊柱管の狭窄の存在が関与しています[6]。

　変性すべり症が10年以上経過した症例についてみてみます。初診時に腰痛のみが主訴である症例の50％は，調査時に症状は消失しています。ただ，下肢症状を有する症例では，症状が持続している傾向が認められます。X線学的不安定性と自覚症状の推移との間には相関関係はありません。時間の経過とともに，すべり椎における椎弓角や椎間関節傾斜角は水平化を増強していきます。経過中における神経症状の発現には脊柱管の狭窄の存在が関与しています[7]。

　分離すべり症の5年以上経過観察した症例をみてみます。分離のみで推移する症例の機能的予後は良好です。しかし，分離すべり症の機能的予後は必ずしも良くはありません。すべり増強例の50％は，調査時に日常生活に支障があります。

病態編

診断編

治療編

経過観察時でのすべり発生例では,腰仙角と椎間関節傾斜角が大きいことがわかりました[8]。

以上みてきたように,単純X線写真でみられる不安定性やすべりを伴う症例の自然経過は,脊柱管が有している狭窄の有無に左右されます。

A 腰痛の自然経過は,疾患や病態により異なる。

● 文　献

1) Von Korff M : Studying the natural history of back pain. Spine19(18 Suppl): 2041S-2046S, 1994.
2) Von Korff M, Saunders K : The course of back pain in primary care. Spine 21 : 2833-2837 ; discussion 2838-2839, 1996.
3) Henschke N, Maher CG, Refshauge KM : Prognosis in patients with recent onset low back pain in Australian primary care : inception cohort study. BMJ 337 : a171, 2008. doi : 10.1136/bmj.a171.
4) 渡部　徹,菊地臣一,古川浩三郎:腰部椎間板ヘルニア保存療法の長期予後―10年以上経過例の追跡調査―.整形外科 48 : 133-138, 1997.
5) 菊地臣一,松井達也,星加一郎,他:腰椎疾患における神経性間欠跛行―第2報 治療成績―.整形外科 38 : 15-23, 1987.
6) Sato H, Kikuchi S : The natural history of radiographic instability of the lumbar spine. Spine 18 : 2075-2079, 1993.
7) 武藤弘幸,菊地臣一:変性すべり症の自然経過 10年以上経過例の検討.整・災外 33 : 179-184, 1990.
8) 佐藤日出夫,菊地臣一,斎藤伸也:腰椎分離・すべり症の臨床的検討(第1報) −自然経過.整形外科 41 : 457-464, 1990.

疑問 3-4　腰痛と年齢の関係はどうなっているのか？

　腰椎分離症や分離すべり症と症状の関係は年代により異なります。外来患者での腰椎分離症，分離すべり症の頻度は，約5％です。これらの症例を年代別にみてみます。20歳未満の症例では，すべりの合併頻度が低く，腰痛が主体です。つまり，下肢痛を合併しない腰痛と言えます。

　20～40歳台になると，加齢とともにすべりが出現する頻度が増加しています。ただし，すべりの増加といった所見はみられません。下肢痛を合併している症例が増加しています。つまり，下肢症状の出現にすべりの出現が関与しています。

　50～60歳台では，すべり症の頻度が増加し，すべりの程度も増しています。下肢症状合併の頻度も，全年代で最大値を示しています。すなわち，すべりの進行期と位置づけられます。

　70歳台以降では，すべりの進行は停止し，下肢症状を合併する頻度も減少しています。ただ，腰痛は持続しています。おそらく，すべり以外の病態が症状に関与していることが窺われます[1]。

　若年者や壮年者が受診することの多い分離・分離すべり症は，症状が年齢によって異なります。診療時に注意するべき事実です。

A　腰痛の症状は年齢により異なる。

●文　献
1) 荒井　至, 菊地臣一, 長総義弘：腰椎分離・分離すべり症の臨床的検討：第一報；年代別検討. 日脊会誌 6：325, 1995.

疑問 3-5 小児の腰痛は本当に稀なのか？

　小児の腰痛は，高齢者と比べると，診療現場で見ることは少ないという印象です。事実，診療現場では，小児の腰痛をみた場合には，まず，重篤な疾患を思い浮かべるのが普通です。

　小児の腰痛は実際に少ないのか，という疑問があります。我が国の研究では，軽い腰痛も含めると，20～40％が腰痛を経験しているという報告があります[1]。そのうち，発育期のスポーツ少年・少女では，50～60％が腰痛を経験しています。

　小児の腰痛を考える場合には，成人の腰痛の原因とされている椎間板の変性に目を向ける必要があります。疑問4-8でも紹介しましたが，椎間板の研究によれば，MRIで3～10歳の椎間板に変性を確認しています。11～16歳では椎間板の変性が進行しています[2]。別の報告では，小児（10歳）の9％で椎間板に異常があるという報告があります[3]。このような報告から考えると，MRI所見と腰痛とは，相関しないということがわかります。また，小児でも椎間板に異常所見を認めるのは稀でないということです。そうすると，椎間板異常を，即，疼痛発生に結びつけているいまの常識が間違っているのかという疑問が出てきます。また，小児でも非特異的腰痛は稀でないのではないかということも疑われます。今後，小児の腰痛に対する詳しい研究が待たれます。

小児の腰痛が本当に稀な症状なのかはわからない。さらなる研究が必要である。

●文　献
1) 西良浩一, 加藤真介, 安井夏生：腰痛. NEW MOOK 整形外科 15.小児整形外科. p53-67, 金原出版, 2004.
2) Boos N, Weissbach S, Rohrbach H : Classification of age-related changes in lumbar intervertebral discs : 2002 Volvo Award in basic science. Spine 27 : 2631-2644, 2002.
3) Smith F, Janet J, Porter R, et al : Degenerative disc disease : How early does it occur? An MRI study of 154 ten-year old children. presented at the annual meeting of the Radiological Society of North America, Chicago, 2003.

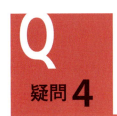

疑問 4 腰痛は脊椎の変性が主たる原因か？

疑問 4-1 腰痛の捉え方はどう変遷してきたか？

　腰痛の原因について，従来は，腰を捻挫したり，椎間板が傷ついて痛みが発生すると考えられてきました．すなわち，腰痛は，腰を構成しているさまざまな組織の外傷や変性が主たる原因である，という捉え方です．近年の腰痛研究の発展により，腰という局所の問題はもちろんですが，その他に，個人の性格や心理状態，家族，職場，あるいは地域での人間関係や家庭内の問題などが複雑に関与していることがわかってきました．すなわち，生物・心理・社会的疼痛症候群という捉え方です[1,2]．

　このような考え方は，突然出てきたわけではありません．1930年代，既に，「生きている痛み（現場で患者が訴え，医師が診ている痛み）は，神経科学で解明されたような明解な，統制されているものではない．痛みは『大脳の現象』である」という記載がLeriche R『The Surgery of Pain』の中にあります[3]．この記載によれば，痛みは，神経を通路とした単なる信号ではなく，複雑な要素を含んでいるということです．しかも，痛みは「大脳の現象である」と述べています．近年の脳の科学の発達により明らかにされつつある痛みの解明について，既に1930年代，Lericheはいまを予見しています．

　戦場は，人間が極限状態に置かれる環境です．戦場での痛みと心理との関係が，多くの論文で検討されています．

　戦場では痛みが欠如しているという指摘があります．それによれば，重傷者の57％は全く痛みを訴えないか，わずかしか訴えないのです[4]．つまり，心，あるいは情緒は，痛みの知覚を著しく増強，減弱するということです．戦場における痛みについては，疑問4-6に詳しく紹介します．

　少なくとも，痛みの増悪や遷延化には，我々が従来認識している以上に早くから，心理・社会的因子が関与しており，国や文化によっても異なります．これらの心理・社会的因子により腰痛の治り方も異なるということもわかってきました．この点についても後述しますが，おそらく，各国の社会保障制度などが関係していると言われています．

腰痛は椎間板だけが問題なのではない。腰痛を考えるには，脳を含めて考える時代になってきている。

●文　献
1) Kikuchi S : International collaboration beyond the culture gap. Spine 32 : 1369-1374, 2007.
2) Kikuchi S : New concept for backache : biopsychosocial pain syndrome. Eur Spine J 17(Suppl 4): S421-S427, 2008.
3) Leriche R : The Surgery of Pain. 1937.
4) Wall PD : On the relation of injury to pain. The John J. Bonica lecture. Pain 6 : 253-264, 1979.

疑問 4-2　腰痛と外傷との関係はどうなっているのか？
－腰痛外傷説（損傷モデル）への疑問－

　腰痛は，本当に，すべてが外傷を契機として発生するのでしょうか。近年，提唱されている生物・心理・社会的疼痛症候群というモデルで，腰痛がすべて説明出来るのでしょうか。いま，さまざまな研究が進められています。

　まず，診断名称の問題です。腰痛の診断名に対する批判が散見されます。外傷説への疑問です。これを最初に広く関係者に指摘したのが，1994年に出版された，米国の成人の腰痛に対する診療ガイドラインです[1]。そのなかで，不明瞭な腰痛診断名として，13の病名が挙げられています。そのいくつかは，我が国でいまもなお使われています。

　特異な視点から腰痛と心理との関係を検討した研究があります。外傷を伴う腰痛発生によって利益を得る群と，利益を得ない群で腰痛の治療成績に大きな乖離があるという報告です[2]。

　腰痛のさまざまな診断名について，厳しい評価がされています。そこでは，腰痛の診断名には，心筋梗塞や骨肉腫という診断名とは違って，客観性がないことが述べられています[3]。

　「腰痛は外傷によって起きる」という医療従事者の認識が，治療難航例の発生を助長しているのではないかという批判もあります[4,5]。

　腰痛と小外傷との関係を検討して，両者の間に関係性が低いことを述べている論文があります[6]。それによれば，腰部への小外傷は，重篤な腰痛の発生やそれに伴う障害の原因にはなっていないというのです。

　椎間関節炎は腰痛とは無関係である，という指摘もあります[7]。言葉を変えて言えば，痛みのある椎間関節を同定出来る画像検査は，現在のところないということです。

　近年，米国からの発表や論文で，椎間板変性疾患（degenerative disc disease, DDD）という診断名がよく見られます。そもそも，これは正統な疾患名なのでしょうか。定義や概念の曖昧な診断名が過剰な固定手術の実施の原因になっていることが危惧されています[8]。私自身は，後述するように，慢性腰痛の増悪や遷延化には，肉体，精神（心），文化・文明（社会），この3者が一体となって関与しているということを提唱してきました[9,10]。

　腰痛病態の新たな認識では，primary care レベルでは，従来の「脊椎の障害」から「生物・心理・社会的疼痛症候群」へ，「形態学的異常」から「形態・機能障害」へ，「self-limitedで予後良好」という考え方から「生涯にわたり再発を繰り返す」ということに変わってきています。

　急性腰痛の慢性化が慢性腰痛ではないということです。急性腰痛がたまたま慢

性化したというわけではないのです。慢性腰痛には，何らかの必然的な原因や関与因子が深く関わっています。そして，腰痛の増悪や遷延化には，従来の認識以上に早期から，心理・社会的因子が深く関与していることが明らかになってきています。さらには，患者教育や住民・医師への啓発活動が腰痛の予防や治療に重要であることも指摘されています[11〜15]。

A 腰痛のすべてが外傷によって引き起こされるという仮説は疑わしい。

●文　献

1) Adult acute and subacute low back pain. Agency for Health Care Policy and Research(AHCPR), United States , 1994.
2) Hall H, McIntosh G, Wilson L, et al : Spontaneous onset of back pain. Clin J Pain 14 : 129-133, 1998.
3) Bogduk N : What's in a name? The labelling of back pain. Med J Aust 173 : 400-401, 2000.
4) Hadler NM, Carey TS : Back belts in the workplace. JAMA 284 : 2780-2781, 2000.
5) Hadler NM : Occupational Musculoskeletal Disorders. p9-19, 2005.
6) Carragee E, Alamin T, Cheng I, et al : Does minor trauma cause serious low back illness? Spine 31 : 2942-2949, 2006.
7) Kalichman L, Hunter DJ : Lumbar facet joint osteoarthritis : a review. Semin Arthritis Rheum 37 : 69-80, 2007.
8) Madigan L, Vaccaro AR, Spector LR, et al : Management of symptomatic lumbar degenerative disk disease. J Am Acad Orthop Surg 17 : 102-111, 2009.
9) Kikuchi S : International collaboration beyond the culture gap. Spine 32 : 1369-1374, 2007.
10) Kikuchi S : New concept for backache : biopsychosocial pain syndrome. Eur Spine J 17(Suppl 4): S421-S427, 2008.
11) Buchbinder R, Jolley D, Wyatt M : Population based intervention to change back pain beliefs and disability : three part evaluation. BMJ 322 : 1516-1520, 2001.
12) Buchbinder R, Jolley D, Wyatt M : 2001 Volvo Award Winner in Clinical Studies : Effects of a media campaign on back pain beliefs and its potential influence on management of low back pain in general practice. Spine 26 : 2535-2542, 2001.
13) Buchbinder R, Jolley D : Improvements in general practitioner beliefs and stated management of back pain persist 4.5 years after the cessation of a public health media campaign. Spine 32 : E156-E162, 2007.
14) Buchbinder R, Gross DP, Werner EL, et al : Understanding the characteristics of effective mass media campaigns for back pain and methodological challenges in evaluating their effects. Spine 33 : 74-80, 2008.
15) Waddell G : Working Backs Scotland, presented at the McKenzie Institute Eighth International Conference, Rome, Italy, 2003.

Q 疑問 4-3 腰痛と文化の関係は明らかになっているか？

　腰痛は文化によっても大きく左右されることが既に知られています。例えば，日本人と米国人との比較では，日本人の患者は明らかに心理的，社会的，趣味などの因子が働くことにより腰部障害が米国人より少ないのです[1]。

　日本と米国とスウェーデンの比較です。作業関連腰痛の発生率は米国，日本，スウェーデンでは日本が最も高いです。しかし，障害となる腰痛の発生率に関しては日本が低く，スウェーデンが最も高いのです。

　補償率についてみると，日本と米国は同数です。スウェーデンが最も高いという結果が出ています。すなわち，その国や文化圏の社会保障制度，あるいは，医療制度の違いが腰痛や腰部障害の発生率に反映されていることが強く示唆されています[2,3]。

A 腰痛による障害やその後の経過は，その国の文化や医療保険制度のあり方に深く関係している。

●文　献

1) Brena SF, Sanders SH, Motoyama H : American and Japanese chronic low back pain patients : cross-cultural similarities and differences. Clin J Pain 6 : 118-124, 1990.
2) Volinn E, Nishikitani M, Volinn W, et al : Back pain claim rates in Japan and the United States : framing the puzzle. Spine 30 : 697-704, 2005.
3) Nachemson A からの情報提供．

Q 疑問 4-4 腰痛に関与する心理・社会的因子にはどのようなものがあるのか？ －心理的因子－

腰痛に心理・社会的因子が関与していることについては拙著『続・腰痛をめぐる常識の嘘』の「常識2」でも紹介しています。ここでは，心理・社会的因子のうち，心理的因子について，近年における研究の進展を紹介していきます。

まず，腰痛と関節痛の違いについてです。我々臨床家は，関節痛と腰痛とは，明らかに，痛みの訴え方が違うことは理解しています。その違いを科学的に明らかにした論文があります[1]。それによれば，腰痛と股関節痛とは異なっており，腰痛の発生や持続と心理学的苦痛には関連性があるのです。

心理的因子についてみてみます。まず，腰痛は心理的な問題（うつ病，体調の低下，病気に対する過度のストレス）が引き金となって惹起，増悪されるという報告があります[2]。次に，仕事中の精神的ストレスが脊椎の負担と損傷リスクを増すという報告があります[3]。この報告は，研究者間に大きな反響を呼び起こしました。では，実際に仕事中の精神的ストレスが，脊椎に過大な負担をかけ，その結果として損傷を起こしたのかという報告についてはまだ検証されていません。

慢性腰痛の心理的問題に対しての，医療提供側の体制整備も問題視されています[4]。それによれば，慢性腰痛は，不健康という全体像の一部であるが，その診療に必要な多面的集学的アプローチのシステムはまだ整えられていないというのです。また，重度の活動障害性腰痛は，他のさまざまな部位の疼痛，身体的愁訴，不調，心理的苦痛と関係があるとのことです[4]。

慢性疼痛を有する症例にはパニック障害やPTSDの発生率が異常に高いという報告もあります[5]。この報告によれば，健常人でも扁桃体への恐怖入力があればこれらの病態が発生し得るということになります。つまり，慢性腰痛は，特別な人に発生するわけではなく，誰にでも起きる可能性があるのではないかということを示唆しています。

そこでいま，予後を占う因子についての研究を紹介します。

まず，重篤な腰痛の予測因子は，心理・社会的因子であるという報告があります[6]。また，心理・社会的因子は力学的因子よりも疼痛とその進行の強力な予測因子であるという報告もあります[7]。活動障害性の慢性腰痛の最も重要な危険因子は，心理学的問題，ADL上の問題，そして，不健康，という研究もあります[8]。それによれば，このような危険因子の同定に有効な項目は，上手く適応できない疼痛行動，非器質的徴候，機能的障害，併存する精神的疾患，全般的な健康状態ということです。

それに関連して，我々の研究によれば，痛みに比してQOL障害が大きい症例

には，心理・社会的因子への介入が必要だという結論が得られました[9]。

就労障害や欠勤に大きな影響を与えるのは心理・社会的因子であるという報告もあります[10]。ただ，一人一人の人生や生活，そして仕事の多様性を考えると，それぞれに，個別対応することは不可能ではないかと考えられます。

診察の際の留意点に関してもいくつかの報告があります。まず，患者には痛みは少ないと伝えて安心させておくほうが良いというのです[11]。それによれば，痛みを予測するということが実際の痛みをもたらしてしまうという報告がその根拠になっています。次に，疼痛と精神的問題は同時に評価すべきであるという報告もあります[12]。それによれば，疼痛，不安障害，うつ病は複雑に絡み合って相互に影響しているというのです。

運動器の慢性痛は診断されていない精神医学的機能障害を伴っていることが普通であるとの指摘もされています[13]。この報告が事実だとすれば，運動器の慢性疼痛を診療する際には，精神医学的機能の評価が欠かせないということになります。

医療従事者が有している腰痛病態の概念が患者に後ろ向きな影響を及ぼしている可能性を指摘している報告もあります[14]。

人種と疼痛との関連を検証した研究があります。疼痛リスクについて人種的な差があるという報告です[15]。それによれば，慢性疼痛患者のうつ病と身体障害リスクに人種差があり，アフリカ系米国人男性で予後不良であるとのことです。

治療と心理との関係も検証されています。まず，運動器の痛みに対しての長期間の治療は，心身ともに悪影響を及ぼすという報告があります[16]。また，うつは腰部脊柱管狭窄の手術成績に影響を与えているという指摘もあります[17]。

慢性腰痛に精神医学的な問題が関与していることを指摘する報告は少なくありません。それらによれば，慢性腰痛患者の31％は少なくとも一つの精神障害を有しており，その内訳は身体表現性障害が18％，不安障害が20％です[18]。また，医師の説明が慢性腰痛患者の活動障害の原因になっている可能性を指摘する発表もあります[19]。一方，うつとは正反対の笑いが最高の鎮痛薬であるという報告もあります。それによれば，15分のコメディをみると疼痛閾値が約10％上昇しています[20]。また，うつ病患者の4〜6割以上に疼痛が合併し，疼痛患者の約80％が抑うつ状態にあるとの報告もあります[21]。

ストレス因子それ自体よりもそれに対する人々の対処の仕方，つまり，感情的反応が重要であるという指摘もあります[22]。その他，精神的挫折は慢性腰痛による活動障害や受診の動機となる可能性[23]，韓国の消防士の健康問題は腰痛と頚部痛で幅広いストレスが関与[24]，慢性疼痛の治療に対する管理も重要[25]，シフト勤務で糖尿病のリスクが上昇[26]，患者は原因不明の症状について後ろ向きな説明に敏感である[27]というノセボ効果の指摘です。一方で，幸福度の死亡リスクへの直

接的な影響は認められないとの報告もあります[28]。

最近は、心理的因子は痛みへの関与因子としてのみならず健康阻害因子として重要視されています。Battyらの研究もその一つです。それによれば、不安やうつが大腸（結腸、直腸）癌、前立腺癌、膵臓癌などと関連しているというのです[29]。これが事実だとすれば、うつは癌の初期症状ではないかとの仮説が成立します。

このように近年、心理的な問題、あるいは精神医学上の問題が腰痛と密接な関係があるのは疑いのない事実のようです。ただ、これを個別に評価し、それを個々の患者の治療に生かすことが、果たして現在の医療保険制度のもとに可能かどうかは別の問題です。

A 腰痛の発生や遷延化、あるいは治療のアウトカムに、さまざまな心理的因子がさまざまな形で深く関与している。

● 文　献

1) Birrell F, Croft P, Cooper C, et al : Health impact of pain in the hip region with and without radiographic evidence of osteoarthritis : a study of new attenders to primary care. The PCR Hip Study Group. Ann Rheum Dis 59 : 857-863, 2000.
2) Carragee EJ, Chen Y, Tanner CM, et al : Can discography cause long-term back symptoms in previously asymptomatic subjects? Spine 25 : 1803-1808, 2000.
3) KG Davis, WS Marras, CA Heaney, et al : The impact of mental processing and pacing on spine loading : 2002 Volvo Award in biomechanics. Spine 27 : 2645-2653, 2002.
4) Raspe A, Matthis C, Heon-Klin V, et al : Chronic back pain : more than pain in the back. Findings of a regional survey among insurees of a workers pension insurance fund. Die Rehabilitation 42 : 195-203, 2003.
5) McWilliams LA, Cox BJ, Enns MW : Mood and anxiety disorders associated with chronic pain : an examination in a nationally representative sample. Pain 106 : 127-133, 2003.
6) Carragee EJ, Alamin TF, Miller JL, et al : Discographic, MRI and psychosocial determinants of low back pain disability and remission : a prospective study in subjects with benign persistent back pain. Spine J 5 : 24-35, 2005.
7) GJ Macfarlane, N Pallewatte, P Paudyal, et al : Evaluation of work-related psychosocial factors and regional musculoskeletal pain : results from a EULAR Task Force. Ann Rheum Dis 68 : 885-891, 2009.
8) Chou R, Shekelle P : Will this patient develop persistent disabling low back pain? JAMA 303 : 1295-1302, 2010.
9) Takahashi N, Kikuchi S, Konno S, et al : Discrepancy between disability and the severity of low back pain : demographic, psychologic, and employment-related factors. Spine 31 : 931-939, 2006.
10) Head J, Kivimäki M, Martikainen P, et al : Influence of change in psychosocial work characteristics on sickness absence : The Whitehall II Study. J Epidemiol Community Health 60 : 55-61, 2006.
11) Chou LB, Wagner D, Witten DM, et al : Postoperative Pain Following Foot and Ankle Surgery : A Prospective Study : Foot Ankle Int 29 : 1063-1068, 2008.
12) Bair MJ, Wu J, Damush TM, et al : Association of Depression and Anxiety Alone and in

Combination with Chronic Musculoskeletal Pain in Primary Care Patients : Psychosom Med 70 : 890–897, 2008.

13) Patricia Olaya-Contreras : Biopsychosocial analyses of acute and chronic pain, especially in the spine -The effect of distress on pain intensity and disability- , Intellecta Infolog, Sweden, 2011.

14) Häuser W, Hansen E, Enck P : Nocebo phenomena in medicine : their relevance in everyday clinical practice. Dtsch Arztebl Int 109 : 459-465, 2012.

15) Green CR, Hart-Johnson T : The impact of chronic pain on the health of black and white men. J Natl Med Assoc 102 : 321–331, 2010.

16) Nakamura M, Nishiwaki Y, Ushida T, et al : Prevalence and characteristics of chronic musculoskeletal pain in Japan. J Orthop Sci 16 : 424-432, 2011.

17) Sinikallio S, Aalto T, Airaksinen O, et al : Depression is associated with a poorer outcome of lumbar spinal stenosis surgery : a two-year prospective follow-up study. Spine 36 : 677-682, 2011.

18) Reme SE, Tangen T, Moe T, et al : Prevalence of psychiatric disorders in sick listed chronic low back pain patients. Eur J Pain 15 : 1075-1080, 2011.

19) Lin I, O'sullivan P, Coffin J, et al : Melbourne International Forum XI, Primary Care Research on Low back Pain, 2011.

20) Dunbar RI, Baron R, Frangou A, et al : Social laughter is correlated with an elevated pain threshold. Proc R Soc B Biol Sci 279 : 1161–1167, 2012.

21) Rijavec N, Grubic VN : Depression and pain : often together but still a clinical challenge : a review. Psychiatr Danub 24 : 346–352, 2012.

22) Piazza JR, Charles ST, Sliwinski MJ, et al : Affective reactivity to daily stressors and long-term risk of reporting a chronic physical health condition. Annals of Behavioral Medicine 45 : 110-120, 2013.

23) Tang N. K. Y, Shum S-H, Leung P. W. L, et al : Mental defeat predicts distress and disability in Hong Kong Chinese with chronic pain. The Clinical Journal of Pain 29 : 830–836, 2013.

24) Kim MG, Kim KS, Ryoo JH, et al : Relationshipbetween occupational stress and work-related musculoskeletaldisorders in Korean male firefighters. Ann Occup Environ Med 25 : 9, 2013.

25) Vachon-Presseau E, Roy M, Martel MO, et al : The stress model of chronic pain : evidence from basal cortisol and hippocampal structure and function in humans. Brain 136(Pt3): 815-827, 2013.

26) Zuxun Lu, Yong Gan : Author response : letter on 'shift work and diabetes mellitus : a meta-analysis of observational studies'. Occup Environ Med 71 : 805-806, 2014.

27) Häuser W, Hansen E, Enck P : Nocebo phenomena in medicine : their relevance in everyday clinical practice. Dtsch Arztebl Int 109 : 459-465, 2012.

28) Bette Liu, Sarah Floud, Kirstin Pirie, Jane Green, Richard Peto, Valerie Beral, for the Million Women Study Collaborators : Does happiness itself directly affect mortality? The prospective UK Million Women Study. Lancet 387 : 874-881, 2016.

29) Batty GD, Russ TC, Stamatakis E, et al : Psychological distress in relation to site specific cancer mortality : pooling of unpublished data from 16 prospective cohort studies. BMJ 356 : j108, 2017.

Q 疑問 4-5 腰痛に関与する心理・社会的因子にはどのようなものがあるのか？
－社会的(環境)因子－

　社会的因子について，近年，多くの報告があります。それらを紹介していきます。

　まず，リストラと運動器障害に関係した欠勤との関係です。リストラを免れた労働者は，運動器障害に関係した欠勤がリストラ後2年間で5倍以上に増加したという報告があります[1]。市職員の運動器疾患による欠勤が，リストラ後2年間で急増したという報告もあります[2]。また，人員削減は，腰痛や筋骨格系疾患の増加，早期死亡リスクを上昇させるという報告もあります[3]。さらに，心理・社会的因子が就労障害や欠勤に大きな影響を与えているという指摘もあります[4]。

　社会と疼痛との関係に焦点を当てた研究も多くあります。まず，社会・経済的状況と腰痛有病率の間には弱い関連があるという報告があります[5]。

　社会的疼痛系(社会的に傷つくこと)は，身体的疼痛発現のために進化した脳構造に関係している可能性を指摘している論文があります[6]。それによれば，身体的疼痛と社会的疼痛は密接に関係しているというのです。また，経済危機は，疼痛，疾患，早期死亡に対して影響を与えるという報告もあります[7,8]。

　近年になって同様の報告が相次いでいます。疼痛と社会的階層には相関があるという報告がその一つです[9]。また，慢性腰痛は社会的，経済的，教育的に恵まれない環境と強い関連があるという指摘もあります[10]。

　次に，豊かな社会的関係を有する人々はより長命で，より健康な人生を送るという報告があります[11]。この報告が事実とすれば，腰痛治療の選択肢に，社会的連携の強さを目指すべき方策を含む必要があるということになります。

　社会的(環境)因子に関しては，最近，職場や作業と健康問題，そして疼痛が密接な関係にあり，それがさまざまな面に深刻な影響を及ぼしていることが浮き彫りになるような報告が相次いでいます。それらを見てみます。まず慢性疼痛とそれに関連する健康問題の増加は働き盛りの労働人口の減少と関連しているという報告です[12]。それによれば，鎮痛薬の使用の増加が関係しているというのです。

　別の報告によれば，慢性疼痛は労働者の健康，薬物摂取状況，障害補償制度の機能に重大な問題を提起しているというものです[13]。ここでも治療手段としての鎮痛薬が深刻な問題を惹起していることが窺えます。

　一方，軽度の逆境経験は，慢性腰痛患者にとって有益ではないのかとの問いかけがあります[14]。また，腰痛による障害による医療費増大，欠勤増加に対する解決策は，仕事を続けることであるとの報告もあります[15]。それに従えば，仕事や職場は，治療手段の一環として位置づけられるということになります。

制度上から検討した論文もあります．障害保険給付見直しの動向と自殺率，精神衛生問題，抗うつ薬処方率に関連があるというのです[16]．一方，それらの因果関係は不明だとして，それを否定する論文もあります[17]．

ここで，偶然にも，普通なら考えられない社会的因子の介入による腰痛への影響を知ることができた研究があります．それは，東日本大震災に伴う原発事故です．そこに住んでいる住民にとっては，大変な社会的，そして心理的なストレスです．そのストレスを受けた本学の学生を対象に，災害前後での心理社会的ストレスを測定した世界で唯一の研究です[18]．

心理社会的ストレスとそれに起因する腰痛の因果関係を検討するための観察研究では，対象者の心理社会的ストレスは，観察研究中に刻々と変化するため，因果関係を証明するうえで避けられない研究の限界があります．この限界を解決するためには，正常ボランティアを対象とした生体力学の研究で行われているように，観察だけではなく介入を行うこと，すなわち，対象者に意図的に心理ストレスを与えることが必要となります．しかし，倫理的な制約から，対象者に意図的に心理社会的ストレスを与える観察研究は，これまで報告されていません．東日本大震災とそれに伴う原発事故は，期せずして，このような負荷が対象者に加わりました．この結果を以下に記します．

第1に，約3割の学生は震災後4カ月の時点で，震災前と比較して，明らかに強い心理社会的ストレスを抱えていました．第2に，ストレスが悪化しなかった学生に発症した腰痛の約2割が，日常生活に支障を及ぼす腰痛でした．第3に，ストレスが悪化した学生に発症した腰痛の約6割が日常生活に支障を及ぼす腰痛でした．第4に，心理社会的ストレスは，日常生活に支障を及ぼす腰痛の発症を増加させる可能性がありました．

このように，近年，社会的因子も，かなり深く，腰痛に関係していることが明らかにされてきています．

腰痛の発生や遷延化に，さまざまな社会的因子がさまざまな形で深く関与している．

●文　献
1) Vahtera J, Kivimäki M, Pentti J : Effect of organisational downsizing on health of employees. Lancet 350 : 1124-1128, 1997.
2) Kivimäki M, Vahtera J, Ferrie JE, et al : Organisational downsizing and musculoskeletal problems in employees : a prospective study. Occup Environ Med 58 : 811-817, 2001.
3) Kivimäki M, Vahtera J, Elovainio M, et al : Human costs of organizational downsizing : comparing health trends between leavers and stayers. Am J Community Psychol 32 : 57-67, 2003.
4) Head J, Kivimäki M, Martikainen P, et al : Influence of change in psychosocial work

characteristics on sickness absence : The Whitehall II Study. J Epidemiol Community Health 60 : 55-61, 2006.

5) Hestbaek L, Korsholm L, Leboeuf-Yde C, et al : Does socioeconomic status in adolescence predict low back pain in adulthood? A repeated cross-sectional study of 4,771 Danish adolescents. Eur Spine J 17 : 1727-1734, 2008.

6) Chen Z, Williams KD, Fitness J, et al : When hurt will not heal : exploring the capacity to relive social and physical pain. Psychol Sci 19 : 789-795, 2008.

7) Gandolfi F : Alternatives to downsizing. Human Resources : November 24, 2008.

8) Hadler NM : Worried Sick. University of North Carolina Press, 2008.

9) Macfarlane GJ, Norrie G, Atherton K, et al : The influence of socioeconomic status on the reporting of regional and widespread musculoskeletal pain : results from the 1958 British Birth Cohort Study. Ann Rheum Dis 68 : 1591-1595, 2009.

10) Nolan D and Amico C : How bad is the opioid epidemic?, Flontline : October14, 2016. https://www.pbs.org/wgbh/frontline/article/how-bad-is-the-opioid-epidemic/.

11) Holt-Lunstad J, Smith TB, Layton JB : Social relationships and mortality risk : a meta-analytic review. PLoS Med 7 : e1000316, 2010.

12) Krueger AB : Where Have All the Workers Gone? 60th Economic Conference, 2016. https://www.bostonfed.org/-/media/Documents/economic/conf/great-recovery-2016/krueger-presentation.pdf.

13) VerBruggen R : Out of work and taking pain pills, National Review, October 11 2016. http://www.nationalreview.com/article/440940/non-working-men-painkillers-problem-america

14) Seery MD, Leo RJ, Holman EA, et al : Lifetime exposure to adversity predicts functional impairment and healthcare utilization among individuals with chronic back pain. Pain 150 : 507-515, 2010.

15) de Vries HJ, Brouwer S, Groothoff JW, et al : Staying at work with chronic nonspecific musculoskeletal pain : a qualitative study of workers' experiences. BMC Musculoskelet Disord 12 : 126, 2011.

16) Barr B, Taylor-Robinson D, Stuckler D, et al : 'First, do no harm' : are disability assessments associated with adverse trends in mental health? A longitudinal ecological study. J Epidemiol Community Health 70 : 339-345, 2016.

17) Bazian (an "Economist Intelligence Unit" business)NHS Choices, 2015.

18) 加藤欽志, 関口美穂, 二階堂琢也, 他：心理社会的ストレスは腰痛の発症に寄与するか－福島県立医科大生における震災前後での観察研究－. J Spine Res 5 : 1276-1280, 2014.

疑問 4-6 腰痛に関与する心理・社会的因子にはどのようなものがあるのか？
－戦場と疼痛－

　人間が極限状態に置かれる戦場での痛みについては，疑問4-1で触れました。ここでは，その後に続く報告について紹介します。

　兵士に過大なストレスがかかる戦場では，極端な形でストレスが疼痛に影響を及ぼしています。例えば，イラク，アフガニスタンといった戦闘地域では，兵士の腰痛発生率が急増していることが知られています[1]。この事実は，腰痛が戦時下の軍隊にとっては，重大な問題を引き起こす可能性があることを示唆しています。そして，原隊復帰率はわずか13％です。復帰出来ない原因は，心理・社会的因子です。この間，戦闘活動中に発生した腰の損傷は5％です[1]。このようなことを考えると，戦場では，いかに過大な心理的ストレスが兵士にかかり，それが疼痛を含む深刻な問題を引き起こしているかということがわかります。

　原隊復帰率に焦点を絞って検討をしている研究もあります。それによれば，原隊復帰率の低い疾患は，戦闘による負傷，精神疾患，筋骨格系疾患全般，特に脊椎の疾患が挙げられています。原隊を離脱する最大の理由は，筋骨格系・結合組織疾患で24％，戦闘による負傷が14％，そして，神経疾患による離脱が10％です[1,2]。原隊復帰率が低い点は，腰痛以外の原因でも同じですが，離脱理由は，筋骨格系・結合組織疾患が多いという結果です。

　このように，戦場では，疼痛などの心理的負担の大きさが窺われ，また，そのことが，さまざまな問題を引き起こしていることも明らかです。

A 心理的に極限状態にある戦場では，腰痛への心理的影響が明確に顕れる。

● 文　献
1) Cohen SP, Nguyen C, Kapoor SG, et al : Back pain during war : an analysis of factors affecting outcome. Arch Intern Med 169 : 1916-1923, 2009.
2) Cohen SP, Brown C, Kurihara C, et al : Diagnoses and factors associated with medical evacuation and return to duty for service members participating in Operation Iraqi Freedom or Operation Enduring Freedom : a prospective cohort study. Lancet 375 : 301-309, 2010.

疑問 4-7 青少年の慢性疼痛に心理・社会的因子は関与しているか？

　成人や高齢者では，慢性疼痛に対する心理・社会的因子の深い関与は明らかです。それでは，青少年ではどうでしょうか。この疑問に対する解答になる一つの研究があります[1]。

　それによれば，慢性疼痛（頭部，背部，四肢，腹部）例では，神経症的状態（neuroticism），失敗への恐れ，社会的に受け入れられないことに傷つきやすい，という特徴があります。そして，仲間や両親の影響で痛み行動が増すことは対照群よりは少ないという結果です。これらの症例では，傷つきやすさ，痛みの増悪，痛みのモデル，痛みの対処法が心理・社会的因子と正の相関があることも明らかになっています。この報告では，慢性疼痛に関する限り，心理・社会的因子の関与の深さは青少年でも成人と同じです。

青少年の腰痛も，成人と同様に，心理・社会的因子が深く関与している。

● 文　献
1) Merlijn VP, Hunfeld JA, van der Wouden JC, et al : Psychosocial factors associated with chronic pain in adolescents. Pain 101 : 33-43, 2003.

疑問 4-8　椎間板と腰痛の関係はどこまでわかってきたか？

（1）椎間板と腰痛－深化する病態生理学的研究－

　腰痛を生物・心理・社会的疼痛症候群として捉えていくなかで，腰という局所の問題である生物学的・解剖学的な因子に関する研究も，近年，大きく進んでいます。このことについては，『続・腰痛をめぐる常識のウソ』の「常識4」でも紹介しています。ここでは，その後の研究の進展を紹介します。

　1つは，椎間板に侵入している神経終末は神経成長因子（NGF）感受性を有しているという報告です[1]。この事実は，侵入した神経終末が疼痛発生に関与していることを示唆しています。固定術を実施した際に採取された椎間板内には，炎症性メディエーターが増加しているという報告もあります[2]。この炎症は，繰り返しの椎間板への外傷が原因であるというのです[3]。このように，椎間板内の炎症と疼痛が密接に関与していることが窺われます。

　近年，髄核由来の炎症による疼痛発生という概念が提唱されています[4]。それによれば，椎間板の突出による圧迫所見がなくても，痛みを起こすという事実です。これをchemical radiculitisと呼びます。機械的圧迫だけではなく，化学的因子も疼痛に深く関与していることを，この論文が明らかにしました。その後も，この研究結果を追認する報告が相次いでいます。

　椎間板性腰痛や椎間板ヘルニアによる疼痛が，機械的圧迫因子によるものか，化学的因子によるものか，あるいは，両者が関与しているのかについての評価はまだ正確に出来ません。もちろん，両者が疼痛に関与しているのでしょうが，我々は，どちらが，どのくらい，どのように関与しているかについても知る術（すべ）を持っていません。

　近年になって，終板障害が，腰痛を代表とする痛みに関与していることが明らかにされてきました。1つは，終板障害が椎間板変性と腰痛に関連しているという報告です[5]。もう1つは，椎間板ヘルニアには終板障害の関与が大きいという報告です[6]。

　このように，痛みの主たる原因と考えられてきた椎間板自体に対する研究も，大きく進歩しています。

（2）椎間板変性は本当に"悪"なのか？

　椎間板変性は，常に，人間の健康にとって悪いことなのでしょうか。このような"常識"に対する問題提起が，近年いくつかあります。

　10代という若い時期に椎間板変性が始まっていることについては，いくつか

の論文で報告されています[7, 8]。また，椎間板変性や椎間板ヘルニアには家族性素因が大きいということについては，民族を問わず，共通した見解です[9~11]。しかも，椎間板変性に対する環境因子は決して大きくないこともわかってきています[12]。一方，異常な生体力学的な負荷は変性を二次的に促進することも知られています[13]。ただ，仕事や運動に伴う身体的負荷は，ほとんど感知できない程度であることが指摘されています[14]。そのなかで，身体への負荷は椎間板を強化し，日常的，反復的な負荷は加齢による椎間板変性の進行を遅らせるということが報告されています。

　このような事実を考えた時，我々は自らに問いかける必要があります。「腰の痛みの原因は何か」という疑問です。椎間板変性に伴う画像が脊椎症という形での所見を呈している時，我々は症状の有無をその画像から鑑別することが出来ません。また，疼痛が腰の何処から来ているかを正確に同定出来るかと問われれば，それも答えられません。

　そもそも，「椎間板変性が疼痛の原因」とする理論に妥当性はあるのでしょうか。例えば，変性椎間板で痛みを伴わない椎間板が存在するのはなぜか，と問われれば，答えられません。椎間板以外の組織と椎間板との関係はどうでしょうか。椎間板と椎間関節の相関については，いくつか論文があります。しかし，前縦靱帯や後縦靱帯，硬膜，筋肉の疼痛への関与はどうでしょうか。画像だけで疼痛の有無の鑑別が果たして出来るでしょうか。出来ません。

　このように，椎間板への負荷がすべて"悪"と決めつけることには，問題があります。

　医療の現場で脊椎の手術をしている医師も，椎間板だけが，腰痛の主な原因と考えているわけではありません。その根拠は，1つの論文から窺えます[15]。それによれば，椎間板変性を腰痛の主な原因と考える医師は23％です。また，椎間板変性による1椎間に由来する腰痛に対して固定術を選択する医師は，100名中1名です。

　このように，腰痛を取り扱っている医師も，椎間板主犯説に凝り固まっているわけではないことが，この研究結果からわかります。

(3) 椎間板の腰痛主因説は本当か？ －画像からの検討－

　椎間板が腰痛の主たる原因であるという従来の認識を，画像から検証してみます。近年の画像診断の進歩により，無症状例に高頻度な形態学的異常が認められるのは，いまや常識です。そのことが過剰治療につながってしまう危険を孕んでいることは，多くの医師が指摘しているところです。

　腰痛と椎間板の関係についてみてみます。まず，MRIで椎間板脱出（disc extrusion）を呈する健常人は5年後，あるいは7年後に，坐骨神経痛や重篤な腰

痛発現がないという報告があります[16, 17]。また，腰痛と椎間板変性との間に関連性はないという報告もあります[18]。それによれば，腰痛経験者の47％は正常なMRIを呈しています。

　そもそも，椎間板変性は高齢者の所見と思いがちですが，実は，椎間板の変性は10代前半に始まります[19]。脊椎への力学的な負担は腰に悪いと一般には思われています。しかし，仕事や運動に伴う身体的負荷が椎間板変性に与える影響は，ほとんど感知できません[20]。また，日常的，あるいは，反復的な負荷は加齢による椎間板の乾燥を遅らせて，椎間板に有益な影響を与えるという報告もあります[21]。

　これらの研究から，椎間板と痛みとの関係は直結しているわけではないことがわかります。ただ，仕事や運動において，より大きな負荷がどのような影響を椎間板に及ぼし，痛みとはどのような関係にあるかについては，今後，研究を続ける必要があります。

 椎間板変性それ自体が悪というわけではない。椎間板も他の臓器と同様に加齢変化を来す。

●文　献

1) Freemont AJ, Watkins A, Le Maitre C, et al : Nerve growth factor expression and innervation of the painful intervertebral disc. J Pathol 197 : 286-292, 2002.
2) Burke JG, Watson RW, McCormack D, et al : Intervertebral discs which cause low back pain secrete high levels of proinflammatory mediators. J Bone Joint Surg Br 84 : 196-201, 2002.
3) Ulrich JA, Liebenberg EC, Thuillier DU, et al : ISSLS prize winner : repeated disc injury causes persistent inflammation. Spine 32 : 2812-2819, 2007.
4) Peng B, Wu W, Li Z, et al : Chemical radiculitis. Pain 127 : 11-16, 2007.
5) Wang Y, Videman T, Battié MC : ISSLS prize winner : Lumbar vertebral endplate lesions : associations with disc degeneration and back pain history. Spine 37 : 1490-1496, 2012.
6) Rajasekaran S, Bajaj N, Tubaki V, et al : ISSLS Prize winner : The anatomy of failure in lumbar disc herniation : an in vivo, multimodal, prospective study of 181 subjects. Spine 38 : 1491-1500, 2013.
7) Miller JA, Schmatz C, Schultz AB : Lumbar disc degeneration : correlation with age, sex, and spine level in 600 autopsy specimens. Spine 13 : 173-178, 1988.
8) Haughton V : Imaging intervertebral disc degeneration. J Bone Joint Surg Am 88(Suppl 2): 15-20, 2006.
9) Heikkilä JK, Koskenvuo M, Heliövaara M, et al : Genetic and environmental factors in sciatica. Evidence from a nationwide panel of 9365 adult twin pairs. Ann Med 21 : 393-398, 1989.
10) Varlotta GP, Brown MD, Kelsey JL, et al : Familial predisposition for herniation of a lumbar disc in patients who are less than twenty-one years old. J Bone Joint Surg Am 73 : 124-128, 1991.
11) Matsui H, Terahata N, Tsuji H, et al : Familial predisposition and clustering for juvenile lumbar disc herniation. Spine 17 : 1323-1328, 1992.
12) Adams MA, Dolan P : Spine biomechanics. J Biomech 38 : 1972-1983, 2005.
13) Adams MA, Freeman BJ, Morrison HP, et al : Mechanical initiation of intervertebral disc

degeneration. Spine 25 : 1625-1636, 2000.

14) Videman T, Levälahti E, Battié MC : The effects of anthropometrics, lifting strength, and physical activities in disc degeneration. Spine 32 : 1406-1413, 2007.

15) Hanley EN Jr, Herkowitz HN, Kirkpatrick JS, et al : Debating the value of spine surgery. J Bone Joint Surg Am 92 : 1293-1304, 2010.

16) Boden SD, Davis DO, Dina TS, et al : Abnormal magnetic-resonance scans of the lumbar spine in asymptomatic subjects. A prospective investigation. J Bone Joint Surg Am 72 : 403-408, 1990.

17) Boos N, Rieder R, Schade V, et al : 1995 Volvo Award in clinical sciences. The diagnostic accuracy of magnetic resonance imaging, work perception, and psychosocial factors in identifying symptomatic disc herniations. Spine 20 : 2613-2625, 1995.

18) Savage RA, Whitehouse GH, Roberts N : The relationship between the magnetic resonance imaging appearance of the lumbar spine and low back pain, age and occupation in males. Eur Spine J 6 : 106-114, 1997.

19) Boos N, Weissbach S, Rohrbach H, et al : Classification of age-related changes in lumbar intervertebral discs : 2002 Volvo Award in basic science. Spine 27 : 2631-2644, 2002.

20) Videman T, Levälahti E, Battié MC : The effects of anthropometrics, lifting strength, and physical activities in disc degeneration. Spine 32 : 1406-1413, 2007.

21) Videman T, Gibbons LE, Kaprio J, et al : Challenging the cumulative injury model : positive effects of greater body mass on disc degeneration. Spine J 10 : 26-31, 2010.

Q 疑問 4-9 椎間板以外の組織の疼痛への関与はどこまで明らかになったか？

　腰を構成している椎間板以外の組織でも疼痛に関与する病態にさまざまな研究の進展がみられます。それを以下に紹介します。

(1) 靱帯

　加齢は，靱帯による安定性を減弱させて脊柱管狭窄の発生に影響を及ぼします[1,2]。また，腰部脊柱管狭窄には黄色靱帯の肥厚が大きく関与しているとの報告が相次いでなされています[3~7]。

(2) 後縦靱帯，硬膜

　後縦靱帯や硬膜には交感神経経由の疼痛伝達経路が存在していることが明らかにされてきました。これらの事実は，腰由来の疼痛に第2腰神経根ブロック，交感神経節ブロック，硬膜外ブロック，椎間板内ブロックによる治療が有効であることの傍証になります[8,9]。

(3) 椎間関節

　椎間関節が疼痛に関与していることは昔からよく知られていました。例えば，椎間関節造影を実施する際，椎間関節が変性像を呈し，時に椎間関節から造影剤が漏れ出します。あるいは，椎間関節のブロックによって痛みが劇的に消えることもよく経験します。椎間関節が疼痛に関与していることについては，その関与を証明する論文がいくつかあります[10~12]。これらの事実は，変性した椎間関節の疼痛への関与，そして椎間関節ブロックによる治療の妥当性を証明しています。その他，椎間関節の位置異常（malorientation）と配列異常（malalignment）が関節症発生の素因だとする報告[13,14]，椎間板変性が椎間関節の発生に先行しているという指摘もあります[15,16]。

　これらの報告をみてみると，椎間関節は明らかに疼痛の発生原因の一つです。しかし，「椎間関節性疼痛」として，椎間関節が独立して疼痛発生の原因になるかどうかに関してはまだ統一した見解が得られていないというのが実態です[17~23]。

(4) 筋肉－腰背筋－

　腰の背側を覆っている傍脊柱筋群が腰痛に関与しているであろうことは，誰でも考えます。しかし，その科学的根拠はというと，それほど多いわけではありません。最近まで，筋肉を画像で評価できなかったことが大きな理由です。

　腰部脊柱の背部を構成している筋肉は高位によって異なります。胸腰椎移行部

では脊柱起立筋が主体です。一方，下位腰椎では，多裂筋が主体です。この事実から，筋肉由来の疼痛が存在するとしたら，上位腰椎と下位腰椎での筋肉由来の痛みは，起源となる筋肉が違うということが想定されます。

近年，筋内圧が腰痛に関与していることが知られるようになりました[24,25]。また，腰背筋の筋収縮が椎間板内圧に関係していることも立証されています[26]。

加齢も筋肉に大きな影響を与えています。加齢に伴う筋肉量の減少や脂肪化は腰痛の危険因子になっていることが報告されています[27~29]。これらの事実から，筋血流改善薬の投与や筋膜切開による疼痛治療の可能性が期待されます。

近年，加齢に伴う筋肉の減少にホルモンと免疫の変化が関与していることが明らかにされました[30]。また，加齢に伴う筋肉の減少は脊柱の不安定性を惹起し，変性を促進するとの報告もあります[31]。一方で，筋肉の萎縮が腰痛の発生と直結しているわけではないとの指摘もあります[31~33]。

今後，MRIなどの画像機器の発達による研究の進歩により，筋肉がどのように疼痛発生に関与しているかが明らかにされるはずです。

(5) 動脈硬化

加齢に伴う変化は，椎間板にだけ変性という形で起こるわけではありません。加齢に伴う変化は全身の臓器や組織でも起こります。加齢に伴って，動脈硬化も進みます。事実，動脈硬化が腰痛発生に関与しているという報告があります[34,35]。血流が痛みに関与していることが明らかになっているだけに，これらの研究が明らかにした結果には説得性があります。既に，血管性腰痛の存在は指摘されています[36,37]。一方，動物実験では，動脈硬化は腰背筋や椎間板の変性には，短期では影響しないという指摘もあります[38]。ただし，その研究でも筋血流は低下しています。

近年，高脂血症治療薬であるスタチンが腰痛などの運動器の痛みを惹起しているのではないかと報告されています[39]。また，高血圧が腰痛を予防しているのではないかとの仮説を立てた疫学調査もあります[40]。それによれば，高血圧を伴う被験者は，腰痛を含む運動器等の慢性愁訴の有病率が，高血圧を伴わない被験者と比べると低いというのです。

全身という視点，そして臓器相関という概念から，さまざまな組織や臓器が疼痛にどう関係しているかが，今後，さらに明らかにされてくるものと思われます。

脊椎を構成しているさまざまな組織が腰痛へ関与していることもかなりわかってきた。

●文　献

1) Okuda T, Baba I, Fujimoto Y, et al : The pathology of ligamentum flavum in degenerative lumbar disease. Spine 29 : 1689-1697, 2004.

2) Okuda T, Fujimoto Y, Tanaka N, et al : Morphological changes of the ligamentum flavum as a cause of nerve root compression. Eur Spine J 14 : 277-286, 2005.

3) Beamer YB, Garner JT, Shelden CH : Hypertrophied ligamentum flavum. Clinical and surgical significance. Arch Surg 106 : 289-292, 1973.

4) Kirkaldy-Willis WH, Wedge JH, Yong-Hing K, et al : Pathology and pathogenesis of lumbar spondylosis and stenosis. Spine 3 : 319-328, 1978.

5) Yahia LH, Garzon S, Strykowski H, et al : Ultrastructure of the human interspinous ligament and ligamentum flavum. A preliminary study. Spine 15 : 262-268, 1990.

6) Yoshida M, Shima K, Taniguchi Y, et al : Hypertrophied ligamentum flavum in lumbar spinal canal stenosis. Pathogenesis and morphologic and immunohistochemical observation. Spine 17 : 1353-1360, 1992.

7) Schräder PK, Grob D, Rahn BA, et al : Histology of the ligamentum flavum in patients with degenerative lumbar spinal stenosis. Eur Spine J 8 : 323-328, 1999.

8) Sekiguchi Y, Konnai Y, Kikuchi S, et al : An anatomic study of neuropeptide immunoreactivities in the lumbar dura mater after lumbar sympathectomy. Spine 21 : 925-930, 1996.

9) Kallakuri S, Cavanaugh JM, Blagoev DC : An immunohistochemical study of innervation of lumbar spinal dura and longitudinal ligaments. Spine 23 : 403-411, 1998.

10) Ghormley RK : Low back pain with special reference to the articular facets, with presentation of an operative procedure. JAMA 101 : 1773-1777, 1933.

11) Eisenstein SM, Parry CR : The lumbar facet arthrosis syndrome. Clinical presentation and articular surface changes. J Bone Joint Surg Br 69 : 3-7, 1987.

12) Igarashi A, Kikuchi S, Konno S, et al : Inflammatory cytokines released from the facet joint tissue in degenerative lumbar spinal disorders. Spine 29 : 2091-2095, 2004.

13) Vernon-Roberts B, Pirie CJ : Degenerative changes in the intervertebral discs of the lumbar spine and their sequelae. Rheumatol Rehabil 16 : 13-21, 1977.

14) Taylor JR, Twomey LT : Age changes in lumbar zygapophyseal joints. Observations on structure and function. Spine 11 : 739-745, 1986.

15) Kirkaldy-Willis WH, Wedge JH, Yong-Hing K, et al : Pathology and pathogenesis of lumbar spondylosis and stenosis. Spine 3 : 319-328, 1978.

16) Yong-Hing K, Kirkaldy-Willis WH : The pathophysiology of degenerative disease of the lumbar spine. Orthop Clin North Am 14 : 491-504, 1983.

17) Carette S, Marcoux S, Truchon R, et al : A controlled trial of corticosteroid injections into facet joints for chronic low back pain. N Engl J Med 325 : 1002-1007, 1991.

18) Schwarzer AC, Wang SC, O'Driscoll D, et al : The ability of computed tomography to identify a painful zygapophysial joint in patients with chronic low back pain. Spine 20 : 907-912, 1995.

19) Slipman CW, Bhat AL, Gilchrist RV, et al : A critical review of the evidence for the use of zygapophysial injections and radiofrequency denervation in the treatment of low back pain. Spine J 3 : 310-316, 2003.

20) Bogduk N : A narrative review of intra-articular corticosteroid injections for low back pain. Pain Med 6 : 287-296, 2005.

21) Boswell MV, Colson JD, Sehgal N, et al : A systematic review of therapeutic facet joint interventions in chronic spinal pain. Pain Physician 10 : 229-253, 2007.

22) Tibrewal S, Khan OH, Tibrewal SB : Facet joint injection in lower back pain--is its continued use justified? J R Soc Med 100 : 301-302, 2007.

23) Kalichman L, Hunter DJ : Lumbar facet joint osteoarthritis : a review. Semin Arthritis Rheum 37 : 69-80, 2007.

24) Peck D, Nicholls PJ, Beard C, et al : Are there compartment syndromes in some patients with id-

iopathic back pain? Spine 11 : 468-475, 1986.

25）Konno S, Kikuchi S, Nagaosa Y : The relationship between intramuscular pressure of the paraspinal muscles and low back pain. Spine 19 : 2186-2189, 1994.

26）Takahashi I, Kikuchi S, Sato K, et al : Effects of the mechanical load on forward bending motion of the trunk : comparison between patients with motion-induced intermittent low back pain and healthy subjects. Spine 32 : E73–E78, 2007.

27）高橋幸恵，菊地臣一，長総義弘：腰椎変性疾患における腰椎背筋群 MRIの輝度変化からみた検討．日脊会誌 7：86, 1996.

28）高橋幸恵，菊地臣一，長総義弘：MRIによる腰椎背筋群の検討（第2報）腰痛性間欠跛行の病態．日整会誌 71：S489, 1997.

29）Visser M : Determinants and consequences of sarcopenia : the role of endocrine factors and physical activity. Annual Report, EMGO Institute, 2002.

30）Volpi E, Nazemi R, Fujita S : Muscle tissue changes with aging. Curr Opin Clin Nutr Metab Care 7 : 405-410, 2004.

31）Parkkola R, Rytökoski U, Kormano M : Magnetic resonance imaging of the discs and trunk muscles in patients with chronic low back pain and healthy control subjects. Spine 18 : 830-836, 1993.

32）Kader DF, Wardlaw D, Smith FW : Correlation between the MRI changes in the lumbar multifidus muscles and leg pain. Clin Radiol 55 : 145-149, 2000.

33）Mengiardi B, Schmid MR, Boos N, et al : Fat content of lumbar paraspinal muscles in patients with chronic low back pain and in asymptomatic volunteers : quantification with MR spectroscopy. Radiology 240 : 786-792, 2006.

34）Kauppila LI : Prevalence of stenotic changes in arteries supplying the lumbar spine. A postmortem angiographic study on 140 subjects. Ann Rheum Dis 56 : 591-595, 1997.

35）Takeyachi Y, Yabuki S, Arai I, et al : Changes of low back pain after vascular reconstruction for abdominal aortic aneurysm and high aortic occlusion : a retrospective study. Surg Neurol 66 : 172-176 ; discussion 177, 2006.

36）Macnab I : BACKACHE. 1975.

37）Yabuki S, Kikuchi S, Midorikawa H, et al : Vascular backache and consideration of its pathomechanisms : report of two cases. J Spinal Disord 12 : 162-167, 1999.

38）竹谷内克彰，菊地臣一，紺野愼一：動脈硬化が脊椎や腰背筋群へ及ぼす影響：遺伝性高コレステロール血症ウサギを用いた実験的研究．臨整外 41：143-149, 2006.

39）Buettner C, Davis RB, Leveille SG, et al : Prevalence of musculoskeletal pain and statin use. J Gen Intern Med 23 : 1182-1186, 2008.

40）Hagen K, Zwart JA, Holmen J, et al : Nord-Trøndelag Health Study. Does hypertension protect against chronic musculoskeletal complaints? The Nord-Trøndelag Health Study. Arch Intern Med 165 : 916-922, 2005.

疑問 4-10　腰痛の原因としての新たな候補にどのような関与因子があるのか？

近年，腰痛の原因ないしは関与因子として，新たな病態が挙げられています。一つはアレルギーです。アレルギーが腰痛のきっかけになっているという仮説です[1]。アレルギー物質の何かが腰痛の発生に関与しているのではないかという問題提起です。

細菌感染も候補に挙げられています。細菌感染が腰痛に関与しているのではないかという仮説が相次いでいます。それによれば，ある種の腰痛は軽度の細菌感染に起因しているという報告です[2]。そもそも，軽度の細菌感染(propionibacterium acnes)が坐骨神経痛に関与している可能性は，以前から指摘されています[3]。この報告に対して，軽度の細菌感染は，単なる汚染(contamination)ではないかということが，反論として提唱されています[4,5]。

その他に，嫌気性菌がModic type Ⅰ（隣接する椎体終板の周囲の浮腫）を惹起[6]，あるいは，MRI上の変化(Modic分類による)が認められた患者では，長期の抗生剤の投与によって，腰痛が緩和し，機能が改善しているという報告もあります[7]。

もちろん，以前から言われていることですが，MR神経造影から，手術無効例の多く(70%)は梨状筋症候群が原因，とした検討もあります[8]。

次に筋肉です。筋肉(疑問4-9-(4))の所でも紹介しましたが，加齢に伴う筋肉量の減少や脂肪化は腰痛の危険因子だという報告があります[9~11]。

近年，腰痛のある患者には，軽度の全身の炎症が存在しているという報告もあります[12]。最近，20分の運動で炎症抑制効果があるという研究が発表されました[13]。また，免疫機能を抑制するPD-L1が急性，慢性疼痛を抑制するのに有効である可能性が示されました[14]。これらの研究が事実とすれば，脊椎疾患を血液検査で同定することが可能ではないかということが考えられます。また，この仮説は，後述する「運動」が疼痛や健康に効果的であるという事実と関係している可能性を否定出来ません。

いずれにしても，近年，多くの腰痛の関与因子が提唱されています。今後，予断を持たない検証が必要だと思います。

A 腰痛の原因や関与因子として，さまざまな仮説が，いま，提唱されている。

●文　献

1) Hurwitz EL, Morgenstern H : Cross-sectional associations of asthma, hay fever, and other allergies with major depression and low-back pain among adults aged 20-39 years in the United States. Am J Epidemiol 150 : 1107-1116, 1999.

2) Albert HB, Sorensen JS, Christensen BS, et al : Antibiotic treatment in patients with chronic low back pain and vertebral bone edema(Modic type 1 changes): a double-blind randomized clinical controlled trial of efficacy. Eur Spine J 22 : 697-707, 2013.

3) Stirling A, Worthington T, Rafiq M, et al : Association between sciatica and Propionibacterium acnes. Lancet 357 : 2024-2025, 2001.

4) Ben-Galim P, Rand N, Giladi M, et al : Association between sciatica and microbial infection : true infection or culture contamination? Spine 31 : 2507-2509, 2006.

5) Perry AL, Lambert PA : Propionibacterium acnes. Lett Appl Microbiol 42 : 185-188, 2006.

6) Albert HB, Lambert P, Rollason J, et al : Does nuclear tissue infected with bacteria following disc herniations lead to Modic changes in the adjacent vertebrae? Eur Spine J 22 : 690-696, 2013.

7) Kjaer P, Albert H, Jensen TS, et al : Back pain, radiology and end plate changes by means of Modic. Ugeskr Laeger 168 : 1668-1669, 2006.

8) Filler AG, Haynes J, Jordan SE, et al : Sciatica of nondisc origin and piriformis syndrome : diagnosis by magnetic resonance neurography and interventional magnetic resonance imaging with outcome study of resulting treatment. J Neurosurg Spine 2 : 99-115, 2005.

9) 高橋幸恵, 菊地臣一, 長総義弘：腰椎変性疾患における腰椎背筋群 MRIの輝度変化からみた検討. 日脊会誌 7 : 86, 1996.

10) 高橋幸恵, 菊地臣一, 長総義弘：MRIによる腰椎背筋群の検討－第2報・腰痛性間欠肢行の病態－. 日整会誌 71 : S489, 1997.

11) Filler AG, Haynes J, Jordan SE, et al : Sciatica of nondisc origin and piriformis syndrome : diagnosis by magnetic resonance neurography and interventional magnetic resonance imaging with outcome study of resulting treatment. J Neurosurg Spine 2 : 99-115, 2005.

12) Weber KT, Alipui DO, Sison CP, et al : Serum levels of the proinflammatory cytokine interleukin-6 vary based on diagnoses in individuals with lumbar intervertebral disc diseases. Arthritis Res Ther 18 : 3, 2016.

13) Dimitrov S, Hulteng E, Hong S : Inflammation and exercise : Inhibition of monocytic intracellular TNF production by acute exercise via β2-adrenergic activation. Brain Behav Immun 61 : 60-68, 2016.

14) Chen G, Kim YH, Li H, et al : PD-L1 inhibits acute and chronic pain by suppressing nociceptive neuron activity via PD-1. Nat Neurosci 20 : 917-926, 2017.

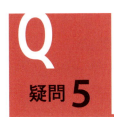

疑問 5 腰痛はなぜ苦悩や苦痛を伴っているのか？

　腰痛の発生や持続と心理学的苦痛には関連性があるということは，医師によく認識されている事実です[1]。腰痛と関節痛とは全く違っているという認識です。事実，関節痛には心理的な苦痛を伴わないことは既に報告されており，疑問4-4で紹介しました。このような事実が，腰痛治療の選択肢を複雑にしていることの理由です。痛みの治療とともに，苦痛に対する配慮も必要です。腰痛の治療にあたっては，total painという概念でのアプローチが必要なゆえんです。

　近年，脳の科学が劇的に進歩を遂げ，色々なことがわかってきました。例えば，慢性腰痛の患者は脳で特異な反応を起こしているということがわかってきました[2,3]。また，特別な人が慢性腰痛を惹起するわけではありません。誰にでも，慢性腰痛を惹起する可能性があります。脳の研究の進歩とともに，腰痛を考える場合には，脳の反応まで考える必要があるという時代になってきました。

　ここで，脳の研究の最近の進歩を，苦悩や苦痛という点に焦点を絞っていくつか紹介していきます。

　1つは，主観的に痛みを処理する脳の部位が，自分が痛みを経験した時だけでなく，痛みを伴うショックを予測した時や，愛する人の痛みに共感した時にも活性化するという報告です[4]。次に，金銭的損失と身体的苦痛の脳内処理に類似点があるという報告があります[5]。さらには，身体的疼痛と社会的疼痛は密接な関連があります[6]。両者の疼痛は同じ解剖学的経路の一部を使って脳に伝達されていることがわかってきました。

　近年，環境と活動の相互作用により脳が形成されるということが，マウスの実験によりわかってきました[6]。つまり，ライフスタイルが脳や個性を作るのではないかという仮説です。このことから，慢性腰痛の患者は，脳の健康を構成するための潜在能力を最適化していない可能性が考えられます。

　都市生活や都市育ちの人間は精神的ストレスに弱く，それが脳（扁桃体の興奮性）に影響を与えているということが明らかにされてきました[7]。また，サルの実験で，脳の前頭葉に不安を感じる源があるということもわかってきました[8,9]。

　このように，疼痛と苦悩や苦痛との関係は，脳にその原因が存在していることがわかってきました。ただ，関節痛でなく，なぜ，腰痛に苦悩や苦痛が伴うのかについては，今後の検討課題です。

腰痛に苦悩や苦痛が伴うのには，どうやら脳が関係しているらしい．

●文　献
1) Birrell F, Croft P, Cooper C, et al : Health impact of pain in the hip region with and without radiographic evidence of osteoarthritis : a study of new attenders to primary care. The PCR Hip Study Group. Ann Rheum Dis 59 : 857-863, 2000.
2) Zubieta JK, Heitzeg MM, Smith YR, et al : COMT val158met genotype affects mu-opioid neurotransmitter responses to a pain stressor. Science 299 : 1240-1243, 2003.
3) Eisenberger NI, Lieberman MD, Williams KD, et al : Does rejection hurt? An FMRI study of social exclusion. Science 302 : 290-292, 2003.
4) Singer T, Seymour B, O'Doherty J, et al : Empathy for pain involves the affective but not sensory components of pain. Science 303 : 1157-1162, 2004.
5) Seymour B, Daw N, Dayan P : Differential encoding of losses and gains in the human striatum. J Neurosci 27 : 4826-4831, 2007.
6) Way BM, Taylor SE, Eisenberger NI : Variation in the mu-opioid receptor gene (OPRM1) is associated with dispositional and neural sensitivity to social rejection. Proc Natl Acad Sci U S A 106 : 15079-15084, 2009.
7) Freund J, Brandmaier AM, Lewejohann L, et al : Emergence of individuality in genetically identical mice. Science 340 : 756-759, 2013.
8) Lederbogen F, Kirsch P, Haddad L, et al : City living and urban upbringing affect neural social stress processing in humans. Nature 474 : 498-501, 2011.
9) Amemori K, Graybiel AM : Localized microstimulation of primate pregenual cingulate cortex induces negative decision-making. Nat Neurosci 15 : 776-785, 2012.

腰痛と肥満は関係があるのか？

　腰痛と肥満は，常に結びつけて考えられています。医師は，腰痛と肥満についてどのように考えているのでしょうか。おそらく以下のように考えているのだと思います。
・肥満は腰痛の原因になる
・体重の増加は症状の増悪を招く
・減量すると腰痛は軽減する
・標準体重を維持すれば腰痛を予防できる

　これらの認識は妥当なのでしょうか。この疑問に対する答は，意外と難しいというのが実態です。肥満は腰痛の発症と遷延化に関係しているという報告が多く，腰痛診療のガイドブックでもそのように結論づけられています。しかし，文献で見る限り，必ずしも見解が一致しているとは言い難いのが現状です。この古くて新しい疑問に対して，論文をみてみます。

　系統的レビュー（systematic review）で，体重と腰痛の間に関連はないとする報告があります[1]。一方，肥満指数の増加は腰痛と関連ありとしている論文もあります[2]。なぜならば，腰痛の増悪，慢性化，再発といった項目の検討では，肥満との関連が認められるからです。

　別の報告では，肥満，高身長，脚長差といった体質的な側面は腰痛の危険因子ではないとしています[3]。一方で，肥満と腰痛との間に関連ありとする論文があります。この中で，遺伝子の影響をコントロールできた双生児研究でみると，体重増加と腰痛との関連は認められないとしています[4]。最近では，BMI（Body Mass Index）の増加は腰痛の危険因子としている米国の研究もあります[5]。このように，必ずしも見解が統一されていません。

　もう1つ，この問題に対しては素朴な疑問があります。腰痛があるから活動しないのか，活動しないから腰痛が起きるのかという問いです。

　肥満が画像にどのような影響を与えているのかについてみてみます。結論は，相反する報告がみられるということです。以下にそれをみてみます。

　まず，体重とMRI上の椎間板変性の進行の間に関連はないとする報告があります[6]。また，体重の力学的影響については，一貫したエビデンスがないとしている報告もあります[7]。

疑問 **6**　51

一方，持続的体重増加と髄核の信号強度の低下，加齢によるグラディエントの兆候の認められる腰の椎間板変性の数との間に相関ありとしている報告もあります[8]。それによれば，若年時の体重超過は，中年時のそれと比較して，経過観察中の変性椎間板の数の増加の強力な予測因子です。また，一部の肥満者は，特定の遺伝子多型性により椎間板変性になりやすい可能性が指摘されています[9]。

　著者らが編集した『腰痛診療ガイド』をみてみます。「腰痛とメタボリックシンドロームとの関係は？」というクエスチョンに関しての，答は以下の通りです。「腰痛とメタボリックシンドロームは一般住民において有病率の高い疾患または症候群である。腰痛とメタボリックシンドロームは低い身体活動量や抑うつ状態が発症または悪化と関連している。腰痛とメタボリックシンドロームは女性において強く関連している」[10]。

　日本整形外科学会，日本腰痛学会監修の診療ガイドライン（2012）での，「腰痛は生活習慣と関係があるか？」というクリニカルクエスチョンに対しての答は以下の通りです。「BMIと腰痛の間には有意な相関はない」[11]。解説の中で，「十分なエビデンスに基づく文献は存在しない」そして，「必ずしも結論が一様とは言い切れない」としています。

　このように，一連の研究をみてみると，少なくとも肥満が腰痛の発症や増悪，遷延化にプラスの相関を示すという研究結果はありません。画像からみた研究では，そもそも，椎間板変性と腰痛との間に相関関係が明確には認められないことが，さらにこの問題に対する答を複雑にしています。今後，さらに精緻な研究が，この疑問に対する答を明らかにしてくれるものと思います。

肥満が腰痛にプラスの影響を与えていることはない。しかし，まだその関与の詳細については統一した見解が得られていない。

●文　献

1) Leboeuf-Yde C : Body weight and low back pain. A systematic literature review of 56 journal articles reporting on 65 epidemiologic studies. Spine 25 : 226-237, 2000.
2) Dunn KM, Croft PR : Epidemiology and natural history of low back pain. Eura Medicophys 40 : 9-13, 2004.
3) Waddell G : The Back Pain Revolution, 2nd Ed.Churchill Livingstone, 2004.
4) Leboeuf-Yde C : Back pain--individual and genetic factors. J Electromyogr Kinesiol 14 : 129-133, 2004.
5) Smuck M, Kao MC, Brar N, et al : Does physical activity influence the relationship between low back pain and obesity? Spine J 14 : 209-216, 2014.
6) Elfering A, Semmer N, Birkhofer D, et al : Risk factors for lumbar disc degeneration : a 5-year prospective MRI study in asymptomatic individuals. Spine 27 : 125-134, 2002.
7) Adams M, Bogduk N, Burton K, et al : The Biomechanics of Back Pain 3rd Ed. Churchill

Livingstone, 2012.

8）Liuke M, Solovieva S, Lamminen A, et al：Disc degeneration of the lumbar spine in relation to overweight. Int J Obes 29：903-908, 2005.

9）Solovieva S, Lohiniva J, Leino-Arjas P, et al：Intervertebral disc degeneration in relation to the COL9A3 and the IL-1ss gene polymorphisms. Eur Spine J 15：613-619, 2006.

10）菊地臣一, 紺野愼一：腰痛診療ガイド. p8-9, 日本医事新報社, 2012.

11）日本整形外科学会, 日本腰痛学会 監：腰痛診療ガイドライン 2012. p18-20, 南江堂, 2012.

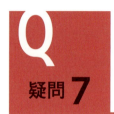

疑問7 慢性腰痛には，癌，寿命，生育期の環境，睡眠障害が関与している？

　慢性腰痛が単なる腰の痛みといった局所の問題に留まらず，その人の人生それ自体に深く関わっていることがわかってきました。つまり，慢性疼痛と健康とは密接な関係にあるのです。そこで，最近明らかになったことを紹介します。

疑問7-1 慢性疼痛と寿命との関係はどうなっているのか？

　慢性疼痛と寿命との関係については，慢性疼痛とすべての原因による死亡リスクに関係はないという報告があります[1]。ただし，慢性腰痛の女性で，呼吸器疾患による死亡リスクが増えています。

　次に，人員削減は，腰痛や筋骨格系疾患の増加，早期死亡リスクを上昇させているという報告があります[2]。慢性疼痛は，癌や短命のリスクを増加させる可能性を指摘している研究もあります[3]。

　その他，広範囲な慢性疼痛患者では死亡率が上昇していることが指摘されています[4]。この中で，慢性疼痛は過剰な脂肪摂取，過体重，低活動と関連しているとしています。また，慢性疼痛は寿命を短くするという研究結果もあります[5]。同じような研究では，慢性疼痛患者では死亡率が上昇している，ただ，喫煙，睡眠障害，低い身体活動といった生活習慣因子を調整すると，リスクの上昇はないとのことです[6]。

　これらの研究から，運動器の疼痛，社会的因子，寿命とは相互に密接な関係にあることがわかります。

　近年，50歳以上で，運動器の広範な疼痛を有する患者では死亡率が高いことが明らかにされています[7]。特に癌による死亡率が高いのです。別の報告では，運動器の疼痛と死亡の間には相関があり，腰，股関節，頚の順で高いというのです[8]。これらの報告を見ると，慢性腰痛が生活習慣病を含む人間の健康に深刻な影響を及ぼしていることは明らかです。

A 慢性腰痛は人間の健康に深く関与している。

●文　献

1) Smith BH, Elliott AM, Hannaford PC : Pain and subsequent mortality and cancer among women in the Royal College of General Practitioners Oral Contraception Study. Br J Gen Pract 53 : 45-46, 2003.

2) Kivimäki M, Vahtera J, Elovainio M, et al : Human costs of organizational downsizing : comparing health trends between leavers and stayers. Am J Community Psychol 32 : 57-67, 2003.

3) Macfarlane GJ, Jones GT, Knekt P, et al : Is the report of widespread body pain associated with long-term increased mortality? Data from the Mini-Finland Health Survey. Rheumatology 46 : 805-807, 2007.

4) Van Den Kerkhof EG, et al : Why do people with chronic widespread pain have an increased risk of cancer and cardiovascular disease? The role of nutritional intake, body mass and physical activity in post-menopausal women. presented at the World Congress on Pain, Glasgow, Scotland, UK, 2008 ; as yet unpublished.

5) McBeth J, Symmons DP, Silman AJ, et al : Musculoskeletal pain is associated with a long-term increased risk of cancer and cardiovascular-related mortality. Rheumatology 48 : 74-77, 2009.

6) Andersson HI : Increased mortality among individuals with chronic widespread pain relates to lifestyle factors : A prospective population-based study. Disabil Rehabil 31 : 1980-1987, 2009.

7) Jordan KP, Croft P : Mortality and cancer in patients with new musculoskeletal episodes : a cohort study. Br J Gen Pract 60 : e105-e111, 2010.

8) Smith BH : Commentary : This pain is killing me. Br J Gen Pract 60 : e112, 2010.

疑問 7-2　生育期の環境による影響はあるのか？

　生育期の環境が慢性腰痛に密接に関係していることがわかってきました。小児期に肉体的，性的虐待を受けたことのある慢性腰痛患者では，心理的苦痛レベルが高く，職場復帰率が低く，退院後の手術率が高いというのです[1]。

　その後の報告は，その研究結果が間違いでないことを示しています。例えば，性的虐待は脳の発達を阻害して，後の感情や行動に影響しているという報告[2]，そして，小児期に行動上の問題がみられる場合は，成人期の慢性疼痛発症のリスクが高いというのです[3]。さらに，近年，小児期の不正確な記憶が疼痛再発の誘因になっているという報告もあります[4]。また，慢性腰痛は社会的，経済的，教育的に恵まれない環境と強い関連があるとされています[5]。

　それでは，その影響はいつ頃から出現するのでしょうか。近年の報告によれば，恵まれない環境に生まれた小児のごく一部が，成人後の医療，福祉，刑事裁判の費用の大部分を使用しているというのです[6]。すなわち，小児期での成育環境が大人になってからの痛みに影響しているということです。これら3者の多くは重複しているので，この群は成人期の慢性腰痛の有病率が非常に高い可能性が考えられます。

A　慢性腰痛には生育期の環境が深く関与している。

●文　献
1) McMahon MJ, Gatchel RJ, Polatin PB, et al : Early childhood abuse in chronic spinal disorder patients. A major barrier to treatment success. Spine 22 : 2408-2415, 1997.
2) Tomoda A, Navalta CP, Polcari A, et al : Childhood sexual abuse is associated with reduced gray matter volume in visual cortex of young women. Biol Psychiatry 66 : 642-648, 2009.
3) Pang D, Jones GT, Power C, et al : Influence of childhood behaviour on the reporting of chronic widespread pain in adulthood : results from the 1958 British Birth Cohort Study. Rheumatology 49 : 1882-1888, 2010.
4) Noel M, Chambers CT, McGrath PJ, et al : The influence of children's pain memories on subsequent pain experience. Pain 153 : 1563-1572, 2012.
5) Shmagel A, Krebs E, Ensrud K, et al : Illicit Substance Use in US Adults With Chronic Low Back Pain. Spine 41 : 1372-1377, 2016.
6) Caspi A, Houts RM, Belsky DW, et al : Childhood forecasting of a small segment of the population with large economic burden. Nature Human Behavior 1(0005), 2016.

疑問 7-3 疼痛と睡眠との関係はどうなっているのか？

いま，疼痛と睡眠の関与が注目されています。この領域の研究について考えてみます。

疼痛を有する高齢者では，身体活動の制限と社会参加に焦点を当てて介入すると，不眠症の併発が減少し，全体的な疾患による心身の負担も減少する可能性があるという報告があります[1]。慢性疼痛の治療では，不眠症予防と社会参加が有効である可能性を示唆しています。また，交通手段や社会的つながりへの配慮が疼痛の治療につながる可能性があることを示唆しています。

睡眠不足は疼痛の耐性を低下させているという報告[2]，腰痛患者の睡眠障害率は約60％という指摘があります[3]。睡眠障害と疼痛の関係は，もはや明らかです。

不眠症に対する治療では，認知行動療法は強力な睡眠薬と同程度に有効であるとされています[4]。従って，認知行動療法は，睡眠障害と腰痛の両方に対して有効である可能性があります。事実，腰痛を併存する不眠症に対する認知行動療法の実施は，臨床上，特に問題はないとされています[5]。

近年の研究から，腰痛と不眠症に代表される睡眠障害には双方向性の関連があることが明らかです。従って，睡眠障害に真正面から取り組み，深刻な健康問題と莫大な治療費用の発生を防止する必要があります。事実，腰痛と睡眠障害による経済的損失は，米国では2.28％，日本では2.92％とされています[6]。その中で，睡眠障害は早期死亡と強く関連していることも指摘されています。これらの研究結果を見ると，疼痛の治療に携わっている医師は，睡眠の質にも注意を払い，認知行動療法の技を修得する必要があると言えます。

A 腰痛と睡眠障害は，双方向に深い関連がある。

● 文　献

1) Tang NK, McBeth J, Jordan KP, et al : Impact of musculoskeletal pain on insomnia onset : a prospective cohort study. Rheumatology 54 : 248-256, 2015.
2) Sivertsen B, Lallukka T, Petrie KJ, et al : Sleep and pain sensitivity in adults. Pain 156 : 1433-1439, 2015.
3) Alsaadi SM, McAuley JH, Hush JM, et al : Prevalence of sleep disturbance in patients with low back pain. Eur Spine J 20 : 737-743, 2011.
4) Trauer JM, Qian MY, Doyle JS, et al : Cognitive Behavioral Therapy for Chronic Insomnia : A Systematic Review and Meta-analysis. Ann Intern Med 163 : 191-204, 2015.
5) Morin CM : Cognitive Behavioral Therapy for Chronic Insomnia : State of the Science Versus

Current Clinical Practices. Ann Intern Med 163 : 236-237, 2015.

6) Hafner M, Stepanek M, Taylor J, et al : Why sleep matters - the economic costs of insufficient sleep. RAND Corporation, 2016. http://www.rand.org/content/dam/rand/pubs/research_reports/RR1700/RR1791/RAND_RR1791.pdf

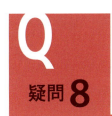

腰痛を知るには脳を知る必要がある？

　近年における脳研究の進歩は，医療に革命的な変化をもたらしています．我々の腰痛の理解をも劇的に変えつつあります．いまや，痛みと脳の研究は，我々に腰痛治療には集学的アプローチが必要なことを示しています．また，特別な人が慢性腰痛を惹起するわけではないことも教えています．痛みと脳の研究には，枚挙に暇がないほどの報告があります．ここでは，著者が関心を持った研究について紹介します．一部の論文は他の項での報告と重複します．

　痛みと脳について，その後の研究に影響を与えた研究があります．大きな損傷イコール大きな疼痛反応ではなく，個人差が大きいこと，そして，局所の損傷メカニズムの他に脳の応答も重要視する必要があるという論文です[1]．同時期に，脳内では，物理的な痛みと疎外時の心の痛みが同じ部位で反応するという報告も発表されました[2]．しかも，痛いと思うだけでも脳が反応するというのです．この研究は，腰痛に苦悩や苦痛が伴っていることを説明する根拠になります．

　その後，慢性腰痛の患者で活性化する脳領域は，腰痛のない時の伝達経路（視床から脳全体）でなく，思考や感情を司る前頭葉であるということが報告されました[3]．この研究から，慢性腰痛の患者は，痛みへの感情的なコントロールが不能になり，痛みの記憶が増幅され，長く持続されることが提示されました．この事実は，慢性腰痛がさまざまな感情を伴うことの根拠の一つになります．

　また，長期の慢性腰痛が，脳の回路を消耗させ，脳組織（灰白質）の減少につながっている可能性が横断研究で示されました[4]．すなわち，長期にわたる慢性の腰痛は，脳の機能だけでなく，脳組織の減少をも引き起こすという驚くべき結果です．

　同様の報告が続いています．慢性腰痛と痛み刺激への過敏性や脳の処理過程の変化が関係しているという論文があります[5]．これらの研究から，慢性腰痛は脳を萎縮させるのかという疑問が湧いてきます．灰白質の細胞が，長期の異常な疼痛関連反応によって死滅するのではないかという仮説です．一方，情動障害の有無で，線維筋痛症と健常者との間に脳体積の差はないという相反する報告もあります[6]．現時点では，この問題についての結論は慎重にする必要があります．この結論には，横断研究だけではなく，縦断研究が必要です．

　痛みと脳の機能や組織の変化についての報告が相次いで発表されています．そ

れによれば，慢性腰痛の影響は脊椎に留まらず，脊髄と脳の構造や機能の変化にまで及ぶというのです[7]。

その後，身体的疼痛と社会的疼痛は密接な関係があるとする報告が出されています[8]。それによれば，両者は同じ解剖学的経路の一部を使って脳に伝達されているというのです。

近年，動物実験で，環境と活動の相互作用により脳が形成されていることがわかってきました[9]。すなわち，ライフスタイルが脳や個性を作るのです。この研究によれば，慢性腰痛の患者は脳の健康を構成するための潜在能力を最適化していない可能性が考えられるとされています。このような研究をみると，腰痛を考える際には脳の反応まで含めて考える必要がある時代がきていることを感じます。

痛みと脳については，分子生物学的研究も劇的に発展しています。それらをみてみます。まず一つは，脳内の神経伝達物質であるドパミンに関する研究です。痛み刺激によりphasicドパミンが放出して，μ-オピオイドが産出され痛みが抑制されている機能が明らかにされました[10]。それによれば，うつ，不安，ストレスが存在するとtonicドパミンがphasicドパミンの放出を抑制して，痛みを増大しています。

脳細胞の操作により特定の記憶と感情の結びつきを逆転できるという報告もあります[11]。疼痛と心的外傷を和らげるために，記憶を書き換えることが可能ということになります。別の報告では，心理療法は，思考，感情，行動様式を変えさせることが可能になることが報告されています[12]。

このような研究から，我々は脳への介入で，慢性腰痛の治療が可能ではないかという期待を持ちます。このような考え方に対して，倫理上の問題を厳しく指摘している報告もあります[13, 14]。いずれにしても，今後，脳を考慮することなしに，腰痛の診療は考えられない時代が到来しつつあります。

一方，希望が持てる報告もあります。それによれば，慢性疼痛によって失われた脳組織の回復が可能であるとする報告です[15]。また，脳スキャン画像上の白質構造の違いから，腰痛の慢性化が予測可能であるという報告もあります[16]。腰痛の予後を占うことが出来るのではないかと期待させる研究です。急性腰痛から慢性腰痛への移行の原因は，皮質線条体系回路の変化であるという報告もあります[17]。このような研究から，我々が治療に難渋している腰痛の予後予測という問題に，一つの解決策が見出せる可能性が窺われます。

最後に大きな疑問を提示します。単純ですが，難問です。近年の脳科学で得られた痛みの研究成果は，そもそも，原因を表しているのでしょうか，あるいは，結果なのでしょうか。私自身は，結果ではないかと考えています。これからの研究の進展が楽しみです。

これからは，腰痛を考える際には脳まで含めて考える必要がある。

●文 献

1) Zubieta JK, Heitzeg MM, Smith YR, et al : COMT val158met genotype affects mu-opioid neurotransmitter responses to a pain stressor. Science 299 : 1240-1243, 2003.
2) Eisenberger NI, Lieberman MD, Williams KD : Does rejection hurt? An FMRI study of social exclusion. Science 302 : 290-292, 2003.
3) Apkarian AV, Sosa Y, Krauss BR, et al : Chronic pain patients are impaired on an emotional decision-making task. Pain 108 : 129-136, 2004.
4) Apkarian AV, Sosa Y, Sonty S, et al : Chronic back pain is associated with decreased prefrontal and thalamic gray matter density. J Neurosci 24 : 10410-10415, 2004.
5) Giesecke T, Gracely RH, Grant MA, et al : Evidence of augmented central pain processing in idiopathic chronic low back pain. Arthritis Rheum 50 : 613-623, 2004.
6) Hsu MC, Harris RE, Sundgren PC, et al : No consistent difference in gray matter volume between individuals with fibromyalgia and age-matched healthy subjects when controlling for affective disorder. Pain 143 : 262-267, 2009.
7) Pruimboom L, van Dam AC : Chronic pain : a non-use disease. Med Hypotheses 68 : 506-511, 2007.
8) Way BM, Taylor SE, Eisenberger NI : Variation in the mu-opioid receptor gene (OPRM1) is associated with dispositional and neural sensitivity to social rejection. Proc Natl Acad Sci U S A 106 : 15079-15084, 2009.
9) Freund J, Brandmaier AM, Lewejohann L, et al : Emergence of individuality in genetically identical mice. Science 340 : 756-759, 2013.
10) Wood PB : Mesolimbic dopaminergic mechanisms and pain control. Pain 120 : 230-234, 2006.
11) Redondo RL, Kim J, Arons AL, et al : Bidirectional switch of the valence associated with a hippocampal contextual memory engram. Nature 513 : 426-430, 2014.
12) Lieberman G, Shpaner M, Watts R, et al : White matter involvement in chronic musculoskeletal pain. J Pain 15 : 1110-1119, 2014.
13) Lane C : Shyness, How normal behavior became a sickness. Yale University press, 2007.
14) Lane C, 寺西のぶ子 訳：乱造される心の病. 河出書房新社, 2009.
15) Gwilym SE, Filippini N, Douaud G, et al : Thalamic atrophy associated with painful osteoarthritis of the hip is reversible after arthroplasty : a longitudinal voxel-based morphometric study. Arthritis Rheum 62 : 2930-2940, 2010.
16) Mansour AR, Baliki MN, Huang L, et al : Brain white matter structural properties predict transition to chronic pain. Pain 154 : 2160-2168, 2013.
17) Wang Y, Videman T, Battié MC : ISSLS prize winner : Lumbar vertebral endplate lesions : associations with disc degeneration and back pain history. Spine 37 : 1490-1496, 2012.

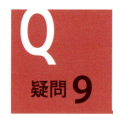

慢性腰痛に対する新たな視点とは何か？

　近年の研究の進歩により新たな視点で慢性腰痛を捉えるようになりました。それを簡単に紹介してみます。

　まず，慢性腰痛は単独の脊椎疾患と捉えるべきではない。次に，慢性腰痛患者の2/3に他の慢性疼痛症状が合併し，1/3に診断可能な精神科疾患・薬物乱用の問題が存在している。第3に，脊椎の慢性疼痛と活動障害との関連の1/3は，合併疾患によって証明可能である。すなわち，合併疾患が腰痛に派生するさまざまな問題に大きな影響を与えているというのです[1,2]。

　別の報告でも，慢性腰痛を訴える患者の約2/3に別の疼痛疾患が合併していることが指摘されています[2]。また，広範な痛みを訴える患者は他の疾患による受診率が高いこともわかっています[3]。さらに，持続性慢性疼痛を"症状"ではなく，急性痛とは全く別の独立した"疾患"として定義すべきであるとされています[4]。

　その後，スウェーデンからの研究で，農業従事者の腰痛は「損傷モデル」や改変版の「wear-and tear（摩耗・損傷）モデル」では十分証明できないという報告が発表されました[5]。別の報告で，高齢者の慢性疼痛は転倒リスクを増加させるという深刻な問題も報告されています[6]。

　一方，希望の持てる研究報告もあります。それによれば，90日以内に腰痛が解消しない症例と定義されている慢性腰痛患者の約40％は，1年以内に治癒するというのです[7]。すなわち，慢性腰痛は不治ではないのです。それでは，治る症例と治らない症例の差は何か，という疑問があります。これについてはよくわかっていません。

　近年，疼痛は高齢者に多いが，持続，進行性であることを示唆する知見は認められない，という希望が持てる報告があります[8]。ただ，慢性腰痛の正確な解剖学的根拠を同定できる症例は一部に限定されるという従来の報告と同じような報告も相次いでいます[9,10]。

　慢性腰痛に対する研究が進むにつれて，その定義や分類に混乱が生じており，結果として各研究の比較が出来ない，という困った状況が出現しています。そのため，NIHは定義，分類，最小限必要なデータなど慢性腰痛の研究のために新たな基準を提唱しています[11〜14]。

最近では，腰痛や慢性腰痛は，うつ病，精神疾患，不安，ストレス，睡眠障害の発症を高める可能性があると報告されています[15]。別の報告は，最近の疼痛とそれに伴う健康問題の増加は，時代とともに人々の就業意識が変化してきていることが関係している可能性を指摘しています[16]。就業に対する意識の変化とともに，現在の人々の腰痛の捉え方が変わってきているという指摘です。

慢性腰痛は，いまや，「病状」としてではなく，「疾患」として捉える必要がある。

● 文　献

1) Webb R, Brammah T, Lunt M, et al : Prevalence and predictors of intense, chronic, and disabling neck and back pain in the UK general population. Spine 28 : 1195-1202, 2003.
2) Von Korff M, Crane P, Lane M, et al : Chronic spinal pain and physical-mental comorbidity in the United States : results from the national comorbidity survey replication. Pain 113 : 331-339, 2005.
3) Kadam UT, Thomas E, Croft PR : Is chronic widespread pain a predictor of all-cause morbidity? A 3 year prospective population based study in family practice. J Rheumatol 32 : 1341-1348, 2005.
4) International Association for the Study of Pain, European Federation of IASP Chapters, 2006 : Unrelieved pain is a major global healthcare problem.
5) Thelin A, Holmberg S, Thelin N : Functioning in neck and low back pain from a 12-year perspective : a prospective population-based study. J Rehabil Med 40 : 555-561, 2008.
6) Leveille SG, Jones RN, Kiely DK, et al : Chronic musculoskeletal pain and the occurrence of falls in an older population. JAMA 302 : 2214-2221, 2009.
7) Costa Lda C, Maher CG, McAuley JH, et al : Prognosis for patients with chronic low back pain : inception cohort study. BMJ 6 : 339 : b3829, 2009.
8) Thielke SM, Whitson H, Diehr P, et al : Persistence and remission of musculoskeletal pain in community-dwelling older adults : results from the cardiovascular health study. J Am Geriatr Soc 60 : 1393-1400, 2012.
9) Genevay S, Atlas SJ, Katz JN : Variation in eligibility criteria from studies of radiculopathy due to a herniated disc and of neurogenic claudication due to lumbar spinal stenosis : a structured literature review. Spine 35 : 803-811, 2010.
10) Deyo RA, et al : Report of the NIH Task Force on research standards for chronic low back pain, in a free report at the NIH Pain Consortium website : http://painconsortium.nih.gov/Funding_Research/Task_Force_CLBP
11) Deyo RA, Dworkin SF, Amtmann D, et al : Report of the NIH task force on research standards for chronic low back pain. Spine 39 : 1128-1143, 2014.
12) Deyo RA, Dworkin SF, Amtmann D, et al : Report of the NIH Task Force on Research Standards for Chronic Low Back Pain. Spine J 14 : 1375-1391, 2014.
13) Deyo RA, Dworkin SF, Amtmann D, et al : Focus article report of the NIH task force on research standards for chronic low back pain. Clin J Pain 30 : 701-712, 2014.
14) Deyo RA, Dworkin SF, Amtmann D, et al : Report of the NIH Task Force on research standards for chronic low back pain. J Pain 15 : 569-585, 2014.
15) Stubbs B, Koyanagi A, Thompson T, et al : The epidemiology of back pain and its relationship with depression, psychosis, anxiety, sleep disturbances, and stress sensitivity : Data from 43 low- and middle-income countries. Gen Hosp Psychiatry 43 : 63-70, 2016.
16) VerBruggen R : Out of work and taking pain pills, National Review. October11, 2016. http://www.nationalreview.com/article/440940/non-working-men-painkillers-problem-america

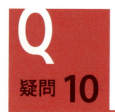

良い姿勢とは？ —私の疑問—

　臨床の現場で，あるいは，健康に関するさまざまな情報のなかで，"良い姿勢"という言葉がしばしば使われています。では，"良い姿勢"とはどのような姿勢を言うのでしょうか。そもそも，万人に当てはまる普遍的な"良い姿勢"というのは存在するのでしょうか。存在するとしたら，その基準は何でしょうか。

　普遍的な良い姿勢は存在しないとしたら，固定術を実施する際，脊柱の配列は，何を目安に決めているのでしょうか。脊椎手術の技術や材料の進歩により，高齢者の円背，変性側弯，あるいは，小児の側弯といった高度な脊柱の不良姿勢は，容易に矯正出来るようになりました。ただ，矯正をする際，その患者にとって最良の矯正位とは何処かについては，まだ統一した見解は得られていません。少なくとも，臓器相関を考慮に入れた体幹軸に配慮が必要なのではないのか，というのは，多くの治療者が認めているところです。現時点で，矯正固定術以外に体幹の姿勢を矯正する術を，我々は持っていません。

　患者にとって，おそらく，良い姿勢とは一人一人で異なっているはずです。今後，この方面での研究が進むことが期待されます。

 誰にでも当てはまる良い姿勢があるということは，まだ立証されていない。

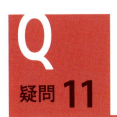

超高齢社会における腰痛の課題は何か？

高齢者では，腰痛と下肢の関節痛を同時に，あるいは時期を異なって訴えることが珍しくありません。事実，診療現場では，患者の痛みが腰由来か，股関節由来か，あるいは膝由来か，さらには複数の臓器が関与しているのか，診断に迷うことが少なくありません。臓器相関という観点から，高齢者の腰痛の課題について考えてみます。

疑問 11-1 殿部痛の発痛源はどこか？

この問題を最初に提起したのは，私の恩師であるMacnabです。彼は，股関節疾患と脊椎疾患が合併することの重要性を強調し，hip-spine syndromeという概念を提唱しました。

我々は，ブロックの手技を用いてhip-spine syndromeを検討してみました[1〜3]。以下がその結果です。まず，股関節の変性所見を有する症例で股関節部痛に加えて，他の部位の疼痛を合併している症例のうち，腰仙椎部神経根が患者の疼痛に関与していると判定される症例が約7割も存在しています。もちろん，腰痛や下肢痛があるからといって，全症例が腰仙椎部神経根性の疼痛を合併しているわけではありません。

一方，股関節内の局麻薬の注入による疼痛局在から，股関節由来ではない疼痛を考えやすい腰下肢痛が消失する症例も約3割ほど存在しています。この事実は，股関節に変性所見が認められている症例でも，疼痛のすべてが股関節に由来しているとは限らず，その疼痛に腰仙椎部神経根が関与している症例が存在していることを示唆しています。それと同時に，疼痛の局在からだけでは疼痛の起因を判定することは必ずしも容易ではないことをも示しています。

それでは，股関節固有の痛みというのはどこの部位を言うのでしょうか。我々の検討によれば，鼠径部前面の痛みが股関節痛と言ってよいという見解です。鼠径部の痛みを伴った殿部痛であれば，その痛みは股関節痛由来と考えてよいと言えます。

一方で，股関節に疼痛を有している症例で痛みが股関節部のみではないと考えられる症例では，治療を始めるにあたって，まず，疼痛がすべて股関節由来なの

か，または腰由来の疼痛も関与しているのかを鑑別する必要があります．疼痛分析の結果，疼痛がすべて股関節由来と診断できた症例では，股関節の手術のみで疼痛はすべて緩解すると期待できます．

　問題となるのは，疼痛の起源が股関節と腰痛の両者に由来している症例です．この場合には，疼痛の分析の結果を患者に説明し，患者に股関節の治療を先行させるか，あるいは腰椎の治療を先行させるかの選択をしてもらう必要があります．このような症例のうち，股関節手術を優先させた症例では，その半数が股関節痛のみならず，腰椎由来の腰下肢痛も軽減しています．この事実は，股関節と腰椎の両者に疼痛の起源があり，股関節の疼痛が優位である症例においては，股関節手術後に腰椎由来の症状も軽減する可能性があることを示唆しています．一方，腰椎の手術を優先させた症例では，術後，股関節痛の軽減が得られた症例は1例もありません．従って，治療方針を決定する際には，このような臨床的事実に留意する必要があります．

殿部痛や股関節痛がどこを指すのかについて，定義はまだ確立されていない．診療の際には，殿部や股関節の痛みがどこに由来しているか，慎重な評価が必要である．

●文　献
1) 菊地臣一：第4回腰痛と加齢 臓器相関という視点からの評価. ジェロントロジー ニューホライズン 17：75-81, 2005.
2) 大橋寛憲, 菊地臣一, 矢吹省司, 他：股関節ブロックを用いた股関節痛の分析. 日整会誌 78：S104, 2004.
3) 武田浩一郎, 菊地臣一, 佐藤勝彦：股関節疾患からみた Hip-Spine 症候群（第1報）－局麻剤の関節内注入と神経根ブロックによる病態の検討－. 臨整外 36：603-609, 2001.

疑問 11-2 腰椎変性側弯の課題は何か？

　超高齢社会の到来とともに腰椎変性側弯で手術をする患者が増えています。この病態には，責任神経根の同定の難しさや治療をするうえで難しい課題があります。

　腰椎変性側弯の治療をするうえでの課題は，色々あります[1,2]。腰椎変性側弯症に対して，私の疑問を以下に提示します。

　第1に，側弯を手術するのは痛みに対してか，あるいは姿勢異常に対してなのかを明確にすることです。手術の侵襲は患者にとって耐えられるか，そして危険度はどの程度あるかということを十分に評価して，患者の同意を得ておく必要があります。第2に，症状や姿勢異常をどう鑑別して同定するのかを明らかにしておくことです。この手順は自分の考えを整理することにもつながります。第3に，手術の適応，矯正の必要性，固定の範囲，術式はどのように決定するのか，自分なりにそう決定した根拠を明確にしておくことが必要です。第4に，手術によって生じるADL上の不自由を患者は許容しているのかということが問題として挙げられます。固定術を行った後，トイレに行って後始末をする際に手が肛門まで届かないということで不自由を訴えて受診する患者が少なくありません。最後に，術者の手術の意図が，長期にわたり担保されるのかということがあります。術後の中長期的，そして経年的変化はどうなのかはまだ十分にはわかっていません。

　もう1つ問題があります。それは，我々は変性側弯の出現を予測できるのかということです。ここに掲げた症例は，私が経験した症例です。59歳時に，片側の第5腰神経根障害で手術をしました。図1aはその時の術後の写真です。17年後の76歳時に，再び複数神経根の障害を訴えて来院しました。X線写真で変性側弯が認められます（図1b）。この時は，両側での複数の神経根障害が出現していました（図1c）。59歳時での術前の硬膜外造影像をみると，側弯は認められておらず，脊柱変形はありません（図1d）。我々は，必ずしも将来の脊柱変形の出現を予測できないことを認識して患者にも説明をしておく必要があります。

A 変性側弯の治療にあたっては，患者が何を求めて受診しているのかを正確に把握する必要がある。

● 文　献
1) 渡辺栄一，菊地臣一，紺野愼一，他：変性腰椎側弯の臨床的検討―治療成績．整・災外 34：613-618, 1991.
2) 佐藤勝彦，菊地臣一，大谷晃司，他：腰椎変性側彎に伴う神経障害の病態　解剖，神経根造影ブロック，及び手術成績からの検討．日脊会誌 12：52, 2001.

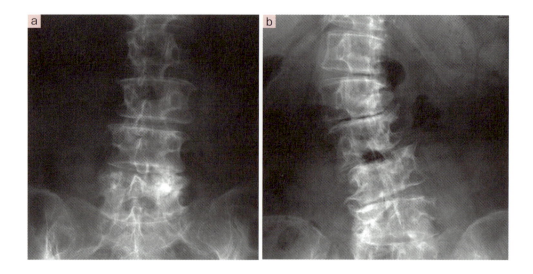
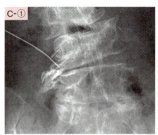 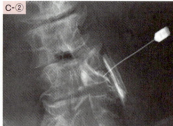 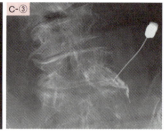
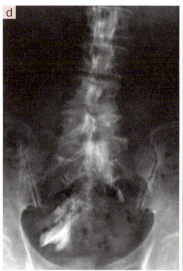 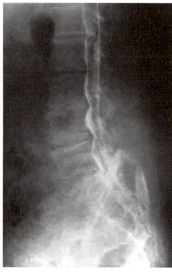

図1 腰椎変性側弯発生を確認した症例（76歳女性）

a：59歳時，単純X線写真前後像（右第5神経根除圧術後）

b：76歳時，単純X線写真前後像（17年後の受診時，術前）

c：76歳時，右第4腰神経根（①），左第4腰神経根（②），第5腰神経根造影前後像（③）
　3神経根のブロックで下肢痛は一時消失する。

d：59歳時，硬膜外造影前後・側面像（術前）
　脊柱変形や複数神経根障害を思わせる欠損像は認められない。

疑問 11-3 膝内側部痛と腰由来の痛みの診断を間違っていないか？

　腰痛と膝関節痛といった愁訴は，両者ともに高齢者にみられる症状の一つです。両者を合併する症例では，腰椎の前弯は減少し，膝関節は屈曲するというアライメント上の変化がしばしばみられます[1]。膝関節と腰椎はともに主要な荷重関節であり，膝関節と腰椎はともに影響を与え合い，最終的には，knee-spine syndromeという形をとると考えられます。そのため，臓器相関という観点から，その治療にあたっては，腰と膝の両方を評価しながらみていく必要があります。この場合，骨粗鬆症が姿勢の変化には関与しているので，骨粗鬆症の治療も同時に行う必要があります。

　膝痛と腰由来の痛みという点では，誤診の問題もあります。日本人の変形性膝関節症の多くは，O脚で内側の膝痛を訴えるのが普通です。その場合，膝内側部の痛みが変形性膝関節症ではなく，腰部神経根症の部分症状である可能性があります。正確な鑑別とそれに基づいた治療が求められるゆえんです。我々の研究では，変形性膝関節症として加療されている膝内側痛を訴える高齢者のうち，約7％は神経根症が関与している可能性があります[2]。

　高齢者の膝内側部痛をみる場合，変形性膝関節症の治療に抵抗する症例に対しては，腰部神経根症，特に第4腰神経根症の関与を疑って，身体所見（腰椎伸展での疼痛再現など）や神経根ブロックなどにより評価を行ってみる必要があります。

高齢者における膝関節の痛みは，変形性膝関節症と漫然と診断してはいけない。腰由来の痛みである可能性がある。

● 文　献
1) 長総義弘，菊地臣一，荒木　至：変形性膝関節症と退行性腰椎疾患合併例（仮称：Knee-Spine syndrome）の実態調査．臨整外 33：1271-1275, 1998.
2) 矢吹省司，菊地臣一：高齢者の膝内側部痛 膝関節内注入と神経根ブロックによる検討．臨整外 33：1381-1385, 1998.

疑問 12　腰部脊柱管狭窄の症状は最も狭い高位で発生するのか？

　腰部脊柱管狭窄に伴う症状は，腰部脊柱管狭窄という名前から想像できるように，脊柱管の最も狭い高位に発生するというのが常識です．果たして本当でしょうか．

　図1は，高齢者での腰部脊柱管狭窄に伴う下肢痛を有している症例です．画像検査で最も狭い狭窄高位がL3/4であったために，L3/4の除圧と固定術が行われています．しかし，疼痛は全く取れませんでした．図1bは術後のMRI像です．神経学的所見は，第5腰神経根由来の疼痛であることを示していました．第5腰神経根ブロック（図1c）を行ったところ，疼痛は完全に消失しました．その治療効果は永続的なため，手術をせず，現在もなおその状態を保っています．

　この症例は，腰部脊柱管狭窄に伴う症状は，最狭窄高位が必ずしも責任高位ではないことを示しています[1]．画像所見と症状を直結して考えてはいけないことを示しています．画像所見に騙されてはいけません．

　我々の調査結果でも，10年間の経過からみると，必ずしも高度な硬膜管の圧迫が腰椎部に対する手術の有無に直接は関係しているとは言えないという結果です[2]．すなわち，手術が必要となるほどの症状の発現には，硬膜管圧迫以外の因子の存在が考えられます．今後の研究課題です．

　腰部脊柱管狭窄に伴う症状は，必ずしも最も狭い脊柱管の高位が責任高位とは限らない．

●文　献
1) 菊地臣一：腰痛 第2版．医学書院, 416p, 2014.
2) 大谷晃司, 菊地臣一, 猪狩貴弘, 他：福島医大における腰部脊柱管狭窄に関するコホート研究．日整会誌 91：S350, 2017.

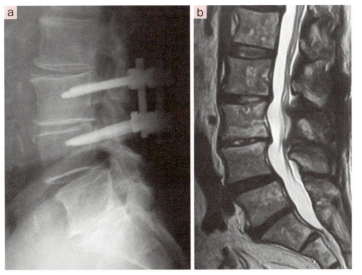
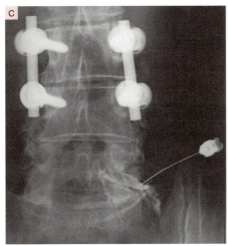

図1 最も狭窄の高度なL3/4の除圧・固定術で疼痛が消失しなかった症例
（菊地臣一 編著：腰痛 第2版．p295, 医学書院, 2014. より）

a：術後単純X線写真（側面像）
b：術後MRI像（矢状断像）
c：左第5腰神経根造影（前後像）

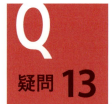

疑問 13 椎間板ヘルニアによる疼痛は常に椎間板の後方突出を伴っているのか？

　このトピックについては，拙著『続・腰痛をめぐる常識のウソ』の「常識2」でも紹介しました。ここで簡単に繰り返します。一般には，椎間板ヘルニアはヘルニアが後方突出として存在していて，その機械的な圧迫によって疼痛が起こっていると考えられています。果たして本当にそうでしょうか。

　椎間板にヘルニアという後方突出が存在しなくても，坐骨神経痛が発生することが知られてきました。それは，椎間板の内部の髄核に含まれている化学物質による疼痛の発生です[1]。従って，椎間板ヘルニアに伴う後方突出が存在しない，あるいは，椎間関節の関節炎によって，坐骨神経痛が発生することが明らかになっています[2]。患者が下肢痛を訴えて受診した時に，画像所見の評価は大切です。と同時に，椎間板の化学的物質による炎症，あるいは，椎間関節の炎症による坐骨神経痛の可能性を考えて，診療にあたる必要があります。

 椎間板ヘルニアに伴う疼痛発生が，常に椎間板の後方突出を伴っているとは限らない。

● 文　献
1) Peng B, Wu W, Li Z, et al : Chemical radiculitis. Pain 27 : 11-16, 2007.
2) Igarashi A, Kikuchi S, Konno S, et al : Inflammatory cytokines released from the facet joint tissue in degenerative lumbar spinal disorders. Spine 29 : 2091-2095, 2004.

疑問 14　神経性間欠跛行を伴う腰部脊柱管狭窄の症例と伴わない症例の違いは何が原因か？

　腰部脊柱管狭窄に伴う症状の特徴として，神経性間欠跛行があります。痛みによる間欠跛行を訴えている患者を診た場合，普通は，腰部脊柱管狭窄に伴う症状と考えます。神経根性間欠跛行と判定した場合には，次に，血管性間欠跛行との鑑別が必要です。

　鑑別した結果，腰部脊柱管狭窄に伴う神経性間欠跛行と確定した場合に，もう1つ問題があります。それは，間欠跛行を伴わない症例の存在です。診療の現場では，時に，神経性間欠跛行を伴わない脊柱管狭窄の症例をみることがあります。神経性間欠跛行を伴わない症例と伴っている脊柱管狭窄の症例では，病態は全く同じなのでしょうか。あるいは，単なる病期(phase,相)の違いなのでしょうか。我々はいま，それに対して十分な答を持っていません。

　例えば，神経性間欠跛行を伴う脊柱管狭窄を治療せずに放置しておけば，間欠跛行を伴わない脊柱管狭窄になっていくのでしょうか。つまり，神経性間欠跛行が悪化すれば，神経性間欠跛行を伴わない脊柱管狭窄の病状に変化していくのでしょうか。あるいは，両者は全く別の病態なのでしょうか。答はわかりません。

　この問題に答が得られない原因の一つは，動物実験により神経性間欠跛行を伴う脊柱管狭窄を作成出来ないからです。動物実験で，狭窄の条件設定があまりに軽度であれば，間欠跛行を再現出来ません。高度な圧迫を加えれば，神経損傷と同じ病態(外傷)になってしまいます。この問題は，今後，丁寧に一例一例の自然経過を追っていくことでしか答は出ません。

腰部脊柱管狭窄に伴う神経性間欠跛行の病態は，まだ十分にはわかっていない。

診断編

腰痛の診断に問題はないのか？

いま，腰痛の診断にも，再検討の目が向けられています。それをここに紹介します。最近の研究が明らかにしたのは，診断という行為では，問診による病歴作成が重要であるということです。

まず，腰痛は疾患かという疑問があります。腰痛の複雑さから，腰痛は疾患として捉えることが大切であることが提唱されています。それについては，既に「病態編」疑問4-1で述べています。疾患として捉えた場合，それに対する正確な定義が必要です。疾患とは，「不安，困難，異常な状態または傾向，症状または徴候の識別可能なグループによって特徴づけられる病的状態」と定義されています[1]。別の報告でも，定義の問題を指摘しています。それによれば，坐骨神経痛という言葉の定義が不一致であるため，治療法の検証の妨げになっているというのです[2]。

次も定義の問題です。椎間板変性疾患について診療に必要な標準的な定義，あるいは一貫した定義が存在しないことが，問題視されています[3]。

腰痛は，専門的には，症状です。疾患とした場合には，それが不吉な響きを帯び，診療に悪影響を与える可能性について危惧が表明されています[4]。

最近，腰痛の診断への問題提起がなされています。それは，いま，何が診断可能で，何が不可能かを明らかにすべきという問題提起です。医学には常に不確実性が存在しています。医師が飛躍し過ぎて，"不確実性"を"偽りの確実性"にすり替えないことを警告しています[5]。腰痛は，不確実性が支配する分野です。そのなかで，病因，診断，治療の不確実性についての認識不足が，腰痛危機や過剰治療の原因だと結論づけています。

ここで，診断をめぐるさまざまな問題を考えてみます。まず，疼痛や外傷のある状態で聴取した病歴の信頼性の低さです[6]。次に，重篤な病態を同定する red flags を用いる診断手順は有効でないとの報告があります[7〜9]。有効なのは骨折のみです。

別の報告では，推奨されている診断手順が有効である証拠はないとされています[10]。また，プライマリケア医による腰痛治療は，診療ガイドラインと一致していないことも報告されています[11]。これらの研究は，腰痛を診断する医師は，自らの art を重視することを提唱しています。

次に，身体所見の精度について述べている報告があります[12]。それによれば，

個々の身体所見の診断精度は高くありません．ただ，個々の所見を組み合わせることで，特異度が上昇します．

誤診を避けるには，診察時間に十分な時間をかけることが提唱されています[13]．当然と言えば当然な指摘です．事実，腰痛治療に携わる医師が患者の健康を脅かしているという報告があります[14]．その理由は，医師の不十分な腰痛診察です．それによれば，大多数の医師は腰痛評価の重要な手順を省略しているとのことです．例えば，重篤な疾患（red flags）のスクリーニングが不十分であること，そして，神経学的所見の評価が実施されていないことが挙げられています．すなわち，問診と身体所見の評価を軽視し過ぎているというのです．その結果，腰痛診療に従事している医師は基本的な点で，患者の役に立っていないという結論です．

診断の際，病歴聴取とともに動作確認が重要であることを指摘している論文もあります[15]．別の報告では，従来の「危険信号」には情報価値がなく，画像や詳細な検査適応の指標とすべきではないと結論づけています[16]．red flagsの再検討が必要かもしれません．

別の報告です．診断エラー（患者の健康問題を正確に，適時に患者に説明できない．説明を患者に納得させられない）は，医療界全体，特に脊椎の診療で大きな問題だと指摘されています[17]．それによれば，病院内の有害事象の6～9％は診断エラーで，患者の死去の10％は診断エラーだとされています．

別の報告では，非特異的腰痛の病因は不明なので，治療は鎮痛と経過観察に焦点を当てるべきだとしている論文もあります[18]．

以上みてきたように，腰痛の診断では，診断名や名称の定義が，研究の妨げ，あるいは患者に誤解を与えている可能性は否定できません．この問題について再検討する時期にきているようです．

腰痛の診察という行為にも，難しい課題が未だにあることが明らかにされている．

●文 献

1) American Heritage Dictionary of the English Language [internet]. Love To Know Corp. [cited 2016 October 31]. Available from : URL : http://americanheritage.yourdictionary.com/
2) Genevay S, Atlas SJ, Katz JN : Variation in eligibility criteria from studies of radiculopathy due to a herniated disc and of neurogenic claudication due to lumbar spinal stenosis : a structured literature review. Spine 35 : 803-811, 2010.
3) Battie MC : Degenerative disc desease- What's in a name? Creating a common language to advance knowledge. presented at the International Forum for Back and Neck Pain Research. Buxton, UK , 2016.

4) Vos T, Flaxman AD, Naghavi M, et al : Years lived with disability(YLDs)for 1160 sequelae of 289 diseases and injuries 1990-2010 : a systematic analysis for the Global Burden of Disease Study 2010. Lancet 380 : 2163-2196, 2012.

5) Simpkin AL, Schwartzstein RM : Tolerating Uncertainty-The Next Medical Revolution? N Engl J Med 375 : 1713-1715, 2016.

6) Don AS, Carragee EJ : Is the self-reported history accurate in patients with persistent axial pain after a motor vehicle accident? Spine J 9 : 4-12, 2009.

7) Henschke N, Maher CG, Refshauge KM : Screening for malignancy in low back pain patients : a systematic review. Eur Spine J 16 : 1673-1679, 2007.

8) Henschke N, Maher CG, Refshauge KM : A systematic review identifies five "red flags" to screen for vertebral fracture in patients with low back pain. J Clin Epidemiol 61 : 110-118, 2008.

9) Henschke N, Maher CG, Refshauge KM, et al : Prevalence of and screening for serious spinal pathology in patients presenting to primary care settings with acute low back pain. Arthritis Rheum 60 : 3072-3080, 2009.

10) Underwood M : Diagnosing acute nonspecific low back pain : time to lower the red flags? Arthritis Rheum 60 : 2855-2857, 2009.

11) Williams CM, Maher CG, Hancock MJ, et al : Low back pain and best practice care : A survey of general practice physicians. Arch Intern Med 170 : 271-277, 2010.

12) van der Windt DA, Simons E, Riphagen II, et al : Physical examination for lumbar radiculopathy due to disc herniation in patients with low-back pain. Cochrane Database Syst Rev(2): CD007431, 2010.

13) Caldwell G : What is the main cause of avoidable harm to patients? BMJ 341 : c4593, 2010.

14) McGlynn EA, Asch SM, Adams J, et al : The quality of health care delivered to adults in the United States. N Engl J Med 348 : 2635-2645, 2003.

15) Ziswiler HR, Caliezi G, Villiger PM : Assessment of musculoskeletal pain. Ther Umsch 68 : 487-494, 2011.

16) Downie A, Williams CM, Henschke N, et al : Red flags to screen for malignancy and fracture in patients with low back pain : systematic review. BMJ 347 : f7095, 2013.

17) Balogh EP, Miller BT, Ball JR : Improving diagnosis in health care. The National Academies Press. 2015. Summary : 1–18.

18) Maher C, Underwood M, Buchbinder R : Non-specific low back pain. Lancet 389 : 736-747, 2017.

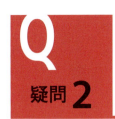
画像診断の価値は決定的か？

臨床の現場では，画像検査は脊柱の形態学的異常を把握出来る唯一，最大の補助診断手技です。医師には，近年のMRI検査の導入は，我々の診断能力や治療成績を大きく向上させたという印象があります。

ここで，医師が腰痛の診療現場で画像検査に抱いている認識について考えてみます。まず，画像検査で神経への圧迫所見の認められない疼痛発生はないという認識があります。すなわち，脊柱の退行性変化に伴う疼痛には，大なり小なり，脊柱の変性を伴っていると思っています。椎間板の変性が認められなければ，その椎間は，疼痛発源部位にはなっていないということです。

現時点での画像診断の価値については，まず，症状と所見が一致して初めて有意義となります。無症状例で見られる形態学的異常の解釈と画像に基づく患者への説明には注意深い配慮が必要です。第3に，退行性疾患に対して，画像検査の診断価値は限定的と言えます。

ここでは，画像検査の現時点での価値と課題について文献を通して考えてみます。

疑問 2-1　MRI検査の価値はどの程度あるのか？

MRIの診療での価値については，結論から言えば，腰痛診療では大きな利点は少ないという論文が多いようです。

まず，MRIと単純X線写真の比較をした研究です[1]。それによれば，プライマリケアレベルではアウトカムはほぼ同じ，医師も患者もMRIを好む，MRIは患者にとって付加価値が少ない，という結果です。MRI検査を実施した結果，手術件数が増加し，医療費の増加を招く可能性があると警告しています。

次に，早期に実施したMRIやCTは治療成績を向上させるかという疑問を設定した研究です。それによれば，早期群により大きな改善がみられるが，全体的な治療には影響がないという結論です[2]。その中で，治療成績のわずかな改善に対しての費用対効果はどうかという疑問を投げかけています。

別の報告でも結論は同じです。早期のMRI検査に利点はありません[3]。その理由として，アウトカムが不変であることと患者の満足度が低くなる可能性を挙げています。同じような研究が相次いでいます。それによれば，早期の画像検査

（単純X線写真，CT，MRI）は不要であるとしている論文もあります[4]。最新の画像検査の相当多くが，患者の治療に限定的な価値しかないという報告もあります[5]。

　MRIを所有する医師は患者に脊椎手術を受けさせることが多いという指摘もあります[6]。不適切な画像検査と外科的治療や注射の実施率の上昇には関連あり，と注意を促している論文もあります[7]。

　別の観点からの研究もあります。MRI画像で新しい腰痛エピソードの説明がつくことは稀としています[8]。

　画像装置と医療経済との関係を論じている研究があります。それによれば，画像装置を自身で持つ医師による画像検査は治療期間や費用のうえで患者の有益性向上につながっていません[9]。また，画像装置を備えた医師は，患者に画像検査を受けさせる可能性が高いとの指摘もあります[10]。MRIの検査がその後の治療の内容に影響を与えているという論文もあります。MRIの検査で得られた所見により，その後の治療方針が大きく影響されるというのです[11]。

　最近，米国内科学会から声明が出されています[12]。それによれば，腰痛患者の単純X線検査や最新の画像検査が，患者のアウトカムの改善に結びついていないとのことです。

　このような現状から，全米医師連盟は，治療開始後6週間以内に画像検査をしてはならないという声明を出しています[13]。

　画像の評価に関して，加齢変化に言及している研究もあります。椎間板の変性性の所見（狭小化，信号強度の低下，突出），椎間関節症の変化は，生理的な加齢の過程の一部にしか過ぎず，従って，その所見の評価の仕方に注意を促しています[14,15]。

　治療成績との関連を検討した論文もあります。それによれば，MRIで硬膜外ブロックを適用した症例に明らかなアウトカムの改善がみられません[16]。

　MRIを含む最新の画像検査の積極的な適用に否定的な報告が多いのが現状です。そのような中で，だからといってMRIの検査を実施しなくてよい理由にはならないのではないかという反論があります[17]。なぜならば，MRIは重篤な病態発見の手がかりになるからです。

　近年の画像検査の急激な増加を危惧している報告が多く見受けられます。実際，我が国でも腰痛患者に画像検査が多く行われているという印象があります。米国では，腰痛患者の約54%に画像検査が実施されています。画像検査の厳密な適用についての勧告後も，画像検査の減少は認められていません。従って，画像検査を減らす手立てがさらに必要ではないかと指摘しています[18]。MRI検査の1/3が不適切であるという報告もあります[19]。

MRIの画像検査で，すべて診断がつくというわけではない。

● 文　献

1) Jarvik JG, Hollingworth W, Martin B, et al : Rapid magnetic resonance imaging vs radiographs for patients with low back pain : a randomized controlled trial. JAMA 289 : 2810-2818, 2003.
2) Gilbert FJ, Grant AM, Gillan MG, et al : Low back pain : influence of early MR imaging or CT on treatment and outcome–multicenter randomized trial. Radiology 231 : 343-351, 2004.
3) Modic MT, Obuchowski NA, Ross JS, et al : Acute low back pain and radiculopathy : MR imaging findings and their prognostic role and effect on outcome. Radiology 237 : 597-604, 2005.
4) Chou R, Fu R, Carrino JA, et al : Imaging strategies for low-back pain : systematic review and meta-analysis. Lancet 373 : 463-472, 2009.
5) Hillman BJ, Goldsmith J : Imaging : the self-referral boom and the ongoing search for effective policies to contain it. Health Aff 29 : 2231-2236, 2010.
6) Shreibati JB, Baker LC : The relationship between low back magnetic resonance imaging, surgery, and spending : impact of physician self-referral status. Health Serv Res 46 : 1362-1381, 2011.
7) Deyo RA, Mirza SK, Turner JA, et al : Overtreating chronic back pain : time to back off? J Am Board Fam Med 22 : 62-68, 2009.
8) Carragee E, Alamin T, Cheng I, et al : Are first-time episodes of serious LBP associated with new MRI findings? Spine J 6 : 624-635, 2006.
9) Hughes DR, Bhargavan M, Sunshine JH : Imaging self-referral associated with higher costs and limited impact on duration of illness. Health Aff 29 : 2244-2251, 2010.
10) Baker LC : Acquisition of MRI equipment by doctors drives up imaging use and spending. Health Aff 29 : 2252-2259, 2010.
11) Webster BS, Cifuentes M : Melbourne International Forum XI : Primary Care Research on Low Back Pain in Melbourne, Australia.
12) Chou R, Qaseem A, Owens DK, et al : Diagnostic imaging for low back pain : advice for high-value health care from the American College of Physicians. Ann Intern Med 154 : 181-189, 2011.
13) Srinivas SV, Deyo RA, Berger ZD : Application of "less is more" to low back pain. Arch Intern Med 172 : 1016-1020, 2012.
14) Brinjikji W, Luetmer PH, Comstock B, et al : Systematic literature review of imaging features of spinal degeneration in asymptomatic populations. AJNR Am J Neuroradiol 36 : 811-816, 2015.
15) Jarvik JG, Comstock BA, James KT : Lumbar Imaging With Reporting Of Epidemiology(LIRE) -Protocol for a pragmatic cluster randomized trial. Contemp Clin Trials 45(Pt B): 157-163, 2015.
16) Cohen SP, Gupta A, Strassels SA, et al : Effect of MRI on treatment results or decision making in patients with lumbosacral radiculopathy referred for epidural steroid injections : a multicenter, randomized controlled trial. Arch Intern Med 172 : 134-142, 2012.
17) Friedly J, Deyo RA : Imaging and uncertainty in the use of lumbar epidural steroid injections : comment on "effect of MRI on treatment results or decision making in patients with lumbosacral radiculopathy referred for epidural steroid injections". Arch Intern Med 172 : 142-143, 2012.
18) Rosenberg A, Agiro A, Gottlieb M, et al : Early Trends Among Seven Recommendations From the Choosing Wisely Campaign. JAMA Intern Med 175 : 1913-1920, 2015.
19) Gidwani R, Sinnott P, Avoundjian T, et al : Inappropriate ordering of lumbar spine magnetic resonance imaging : are providers Choosing Wisely? Am J Manag Care 22 : e68-e76, 2016.

Q 疑問 2-2　MRI撮像実施上の工夫はどうしているのか？

　MRIによる検査が，患者にとって少しでも利益になるように，そして，医療費の過大な負担を防ぐために，さまざまな工夫が報告されています。まず，形態と症状は必ずしも一致しないという疫学情報を添付することです。それにより，画像検査の報告書を読む医師による再検査の頻度を減らしたり，リハビリテーションを紹介する症例を減らせる可能性があります[1]。次に，放射線医の報告書を患者や医師にあまりに悲観的に受け取られないような作成の工夫をすることです[2]。それにより，患者のアウトカムを向上させる可能性があるという指摘です。

　画像検査の過剰な実施を防ぐ一つの手段として，"red flagsが存在しない限り画像検査を行わない"という勧告は妥当であるという報告もあります[3]。

A　いま，MRIの画像所見を正しく評価，理解してもらうために，さまざまな工夫がなされている。

●文　献

1) McCullough BJ, Johnson GR, Martin BI, et al : Lumbar MR imaging and reporting epidemiology : do epidemiologic data in reports affect clinical management? Radiology 262 : 941-946, 2012.
2) Kressel H, Kallmes D : PODCAST : Lumbar MR imaging and reporting epidemiology : do epidemiologic data in reports affect clinical management?
http://radiology.rsna.org/content/262/3/941/suppl/DC1. 2012
3) Ferrari R : Imaging studies in patients with spinal pain : Practice audit evaluation of Choosing Wisely Canada recommendations. Can Fam Physician 62 : e129-e137, 2016.

疑問 2-3　X線被曝による発癌の危険性はあるのか？

　近年，X線の被曝による発癌の危険性が指摘されています。それによれば，低線量X線によるDNA損傷は，高線量のものより長引きます[1]。注目すべき研究です。

　臨床の視点から，世界的な反響を呼んだ研究があります。一つは，放射線被曝による発癌率は，我が国が最高であるという研究です[2]。次に，全身CT検査の放射線量は，広島・長崎に投下された原子爆弾による低線量被曝した生存者と同程度という報告です[3]。

　実際，医療に伴う放射線被曝は1980年代初めの7倍に増えています[4]。CT検査による放射線被曝は，予想以上に発癌リスクが高いとも指摘されています[5,6]。子供時代にCT検査を受けた群は，脳腫瘍のリスクが検査を受けなかった群の3倍になるという報告もあります[7]。

　このような報告も考えると，単純X線検査は，有益性と危険性，すなわち，ベネフィットとリスクを勘案し，その点について，患者に十分説明しての実施が望ましいということになります。

X線被曝については，その利害得失を考え，漫然と撮影することは考え直す必要がある。

●文　献

1) Rothkamm K, Löbrich M : Evidence for a lack of DNA double-strand break repair in human cells exposed to very low x-ray doses. Proc Natl Acad Sci U S A 100 : 5057-5062, 2003.
2) Berrington de González A, Darby S : Risk of cancer from diagnostic X-rays : estimates for the UK and 14 other countries. Lancet 363 : 345-351, 2004.
3) Brenner DJ, Elliston CD : Estimated radiation risks potentially associated with full-body CT screening. Radiology 232 : 735-738, 2004.
4) National Council on Radiation Protection and Measurements : NCRP report No.160. http://ncrponline.org/publications/reports/ncrp-report-160/（Last Modified : June 3, 2015）
5) Berrington de González A, Mahesh M, Kim KP, et al : Projected cancer risks from computed tomographic scans performed in the United States in 2007. Arch Intern Med 169 : 2071-2077, 2009.
6) Smith-Bindman R, Lipson J, Marcus R, et al : Radiation dose associated with common computed tomography examinations and the associated lifetime attributable risk of cancer. Arch Intern Med 169 : 2078-2086, 2009.
7) Pearce MS, Salotti JA, Little MP, et al : Radiation exposure from CT scans in childhood and subsequent risk of leukaemia and brain tumours : a retrospective cohort study. Lancet 380 : 499-505, 2012.

疑問 2-4　症状とMRIの所見との関係は明らかになっているのか？

　症状とMRIの所見との関係について考えてみます。

　椎間板ヘルニアを例にとってみます。椎間板ヘルニアに伴う下肢痛が軽快するのは，MRI上の所見に変化が認められる前からです。また，ヘルニア腫瘤の大きさが全く変わらなくても下肢痛は消失します。これらの事実は，症状の有無と画像との関係のみならず，症状の推移についてもMRI所見の推移との間に必ずしも相関がないことを示しています。

　MRI所見と症状との関係について，別の観点から考えてみます。MRIで認められる所見の質，あるいは量の変化と症状についてです。MRIで突出の形態，あるいは突出の程度，さらには信号輝度の変化，造影MRIでの増強効果（enhance）の有無やその程度，それらと症状の軽快・増悪との関係は明快にわかっているのか，と問われると答に窮します。従って，MRIの所見を症状とどう結びつけるか，そして，その予後をMRIからどう占うかについては今後さらに検討が必要です。

　ここで，MRIを用いての無症状での椎間板後方突出についての調査について紹介します。頸椎では60歳以上の男性で約27％，女性で約15％に，無症状での椎間板後方突出がみられます[1]。胸椎でも椎間板ヘルニアの存在を示唆している所見が37％にみられます[2]。腰椎では突出（protrusion）27％，脱出（extrusion）1％という調査結果があります[3]。

　このように，自覚症状を伴わない椎間板の後方突出の所見は稀ではありません。画像所見を解釈するには自覚症状との対比検討が極めて大切です。

MRIの画像を評価する際には，必ず自覚症状や身体所見と対比してみる必要がある。

● 文　献
1) 松本守雄, 藤村祥一, 鈴木信正, 他：MRIにおける健常者頸椎椎間板の加齢変化. 臨整外 31：391-396, 1996.
2) Wood KB, Garvey TA, Gundry C, et al：Magnetic resonance imaging of the thoracic spine. Evaluation of asymptomatic individuals. J Bone Joint Surg Am 77：1631-1638, 1995.
3) Jensen MC, Brant-Zawadzki MN, Obuchowski N, et al：Magnetic resonance imaging of the lumbar spine in people without back pain. N Engl J Med 331：69-73, 1994.

疑問 2-5 画像で腰痛がわかるか？

　MRIの導入により，腰痛の画像検査が劇的に変わりました。画像で痛みがわかるのでは，という期待さえ持たれました。一時，痛みを評価する指標として，high intensity zone(HIZ)に注目が集まりました。しかし，残念ながら，HIZの診断価値は低いということがわかってきました[1]。

　一卵性双生児を対象にして，腰痛とMRI所見との関係について検討した研究があります[2]。それによれば，椎間板高や線維輪断裂の疼痛に対する感度は低く，これだけでは臨床的意義は低いということがわかりました。

　椎間板変性と痛みについて考えてみます。椎間板由来の痛みの根拠は，椎間板造影による疼痛の再現です。無症状例に対する椎間板造影で，腰痛発生と椎間板との関係についての研究があります[3]。それによれば，椎間板造影時の疼痛の誘発は，その後の腰痛発生との間に関連性が薄いということです。また，心理的ストレスと以前から存在する慢性腰痛プロセスが，より強い腰痛発生予測因子です。

　同一著者による別の研究では，椎間板造影の検査の頻度，再現性，妥当性に疑問が呈されています[4]。しかも，椎間板造影は椎間板の変性を促進してしまうということが指摘されています。

　最近の研究では，椎間板造影を実施した症例では，対照群と比べ腰痛の発現が有意に多いということがわかってきました[5]。

　これらの研究は，椎間板造影の実施，あるいは，実施高位の決定には慎重な考慮が必要であることを示唆しています。

画像検査で，疼痛の有無は判断できない。

● 文　献

1) Smith BM, Hurwitz EL, Solsberg D, et al : Interobserver reliability of detecting lumbar intervertebral disc high-intensity zone on magnetic resonance imaging and association of high-intensity zone with pain and anular disruption. Spine 23 : 2074-2080, 1998.
2) Videman T, Battié MC, Gibbons LE, et al : Associations between back pain history and lumbar MRI findings. Spine 28 : 582-588, 2003.
3) Carragee EJ, Barcohana B, Alamin T, et al : Prospective controlled study of the development of lower back pain in previously asymptomatic subjects undergoing experimental discography. Spine 29 : 1112-1117, 2004.
4) Carragee EJ, Don AS, Hurwitz EL, et al : 2009 ISSLS Prize Winner : Does discography cause

accelerated progression of degeneration changes in the lumbar disc : a ten-year matched cohort study. Spine 34 : 2338-2345, 2009.

5) Cuellar JM, Stauff MP, Herzog RJ, et al : Does provocative discography cause clinically important injury to the lumbar intervertebral disc? A 10-year matched cohort study. Spine J 16 : 273-280, 2016.

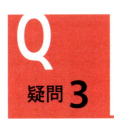

疑問 3 神経根圧迫を安易に捉えていないか？

　手術で神経根の圧迫を取り除く際には，神経根圧迫の状態を的確に捉えておかなければなりません。これを安易に考えて手術に臨むと，結果的に，手術をしても痛みが取れないということになってしまいます。

　神経根の圧迫は，解剖学的にみると，驚くほど多様性を持っています。神経根の圧迫に関しては，修行中に想定していた以上に，実際には多彩な圧迫の病態があるというのが，解剖の研究や臨床で数多くの手術をしてきた著者にとっての結論です。

　ここで，神経根圧迫の多様性について，解剖学からみた事実を紹介していきます。

　まず，神経根が脊柱管を通っている神経管からみると，圧迫部位は3カ所に分類されます。神経根管中枢部，椎間孔部，そして椎間孔外部の3カ所です（図1）。神経根管中枢部では，黄色靱帯や上関節突起の腹側と背側に膨隆した変性椎間板による狭窄を受けて神経根に圧痕が形成されます（図2）。椎間孔部では，尾側に位置する脊椎の上関節突起や膨隆した椎間板によって，神経根に圧痕が形成されます（図3）。椎間孔外部では，神経根の圧痕形成は，圧迫ではなく伸張（stretch）により神経根が引き伸ばされた形で形成されます（図4）。ここでは，神

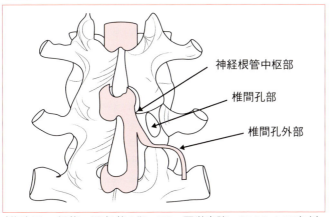

図1　神経根圧迫形成部位（解剖学的観察）

神経根管中枢部
椎間孔部
椎間孔外部

（菊地臣一 編著：腰痛 第2版.p70，医学書院，2014.より改変）

図2 関節突起下圧迫（subarticular entrapment）による神経根の圧痕形成

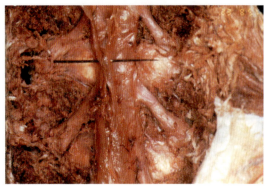

（菊地臣一, 蓮江光男 共著：腰仙椎部神経症状 カラーでみる解剖学的背景. p51, 金原出版, 1996.より）

図3 椎間孔絞扼（foraminal encroachment）

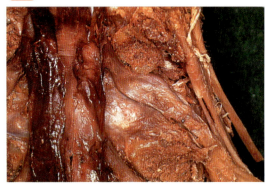

（菊地臣一, 蓮江光男 共著：腰仙椎部神経症状 カラーでみる解剖学的背景. p51, 金原出版, 1996.より）

経根を挟んで圧迫するcounter partが存在しません。

　このように，神経根の圧痕形成は，圧迫される部位により圧迫因子も多様です。神経根の圧痕形成の形は，神経根管の中枢側では腹背側方向での挟み込み（pinch）です。末梢部ではcounter partなしの伸張（stretch）です。この事実は，病態に応じて除圧術の方法や除圧する方向を変える必要があることを示しています。

　手術の際には，神経根の走行も把握しておく必要があります（図5）。椎間孔までは，硬膜から分岐した神経根は，脊柱管の背面を水平に椎間孔に向かっています。椎間孔を境にして，神経根は腹側に約20°，向きを変えて腰仙骨神経叢に参加していきます。つまり，椎間孔を境に，除圧すべき方向が変わるということです。このことも，手術をする際に把握しておくべき解剖学的事実です。

　超高齢社会の到来とともに，腰部脊柱管狭窄に伴う神経根圧迫を手術する機会が増えています。以前は1椎間1根障害という単一椎間での単一神経根の圧迫で，

図4 椎間孔外圧迫（extraforaminal entrapment）

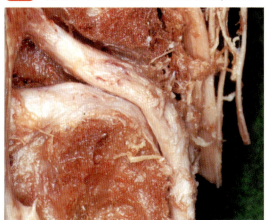

（菊地臣一，蓮江光男 共著：腰仙椎部神経症状 カラーでみる解剖学的背景．p51，金原出版，1996．より）

図5 神経根の走行

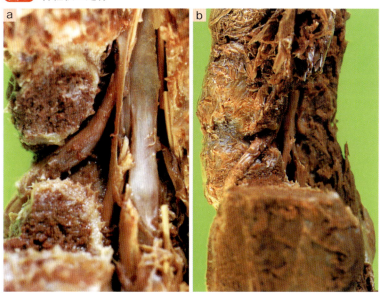

a：背側からの観察，b：外側からの観察
（菊地臣一，蓮江光男 共著：腰仙椎部神経症状 カラーでみる解剖学的背景．p49，金原出版，1996．より）

圧迫部位も1カ所ということがほとんどでした．近年，超高齢社会の到来とともに，多椎間多根障害，すなわち，2椎間以上で，それぞれの椎間で各神経根が圧迫されている症例がみられるようになりました．我々の調査では，その頻度は4％です．多椎間多根障害を疾患別にみてみると，変性すべり症で約7％，脊椎症で約6％，椎間板ヘルニアで約5％に認められました．多椎間多根障害のほとんどが，2椎間2根障害です（図6）．

　いま紹介したように，神経根の圧迫は，一般的には，図2に示すように1椎間

図6 2椎間2根障害

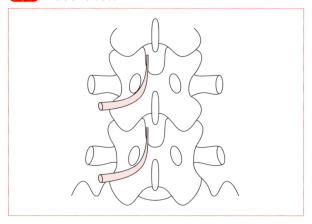

図7 椎間板ヘルニアによる1椎間2根障害

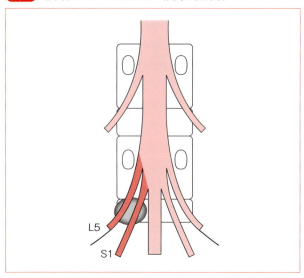

で1カ所の圧迫が普通です。ただ，椎間板ヘルニアでは，1椎間で2つの神経根が圧迫される場合があるので，注意が必要です(図7)。

　神経根の圧迫で特殊な場合があります。1つは，固定術が行われている場合です。術後に，固定した椎間内で早期(5年以内)に神経根が圧迫される場合と，5年以上経過してから発生する隣接椎間で神経根が圧迫される場合の2つに分類されます(図8)。さらに，隣接椎間での神経根圧迫は，隣接椎間板の高位で分岐する神経根が圧迫される場合(関節突起下圧迫，subarticular entrapment)，あるいは椎間孔部での頭側からの椎間板高位から椎間孔に向かっている神経根が圧迫される場合(椎間孔絞扼，foraminal encroachment)の2つに分類されます。

　このように，固定術を受けた症例が，術後に神経根障害を訴えている場合，手術の適応と判断された症例には，十分な病態把握をして臨む必要があります。ど

図8 固定術後に発生する神経根の圧迫による神経根圧迫部位

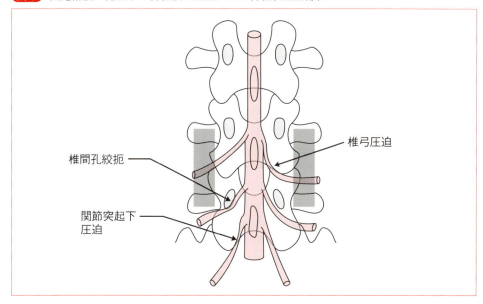

椎間孔絞扼
椎弓圧迫
関節突起下圧迫

の高位での神経根障害か，どの部位での神経根障害かを明らかにしておくことが大切です。

　もう1つは，変性側弯に伴う神経根障害です。超高齢社会の到来によって，変性側弯を伴う神経根障害の症例も増えています。変性側弯を伴う神経根障害の解剖学上の特徴は，まず，複数の神経根での椎弓根部での捻れ（pedicular kinking）に伴う神経根の横走です。第2に，椎間孔部から椎間孔外部にかけての広範囲にわたる圧痕形成です。臨床では，単一神経根への重複圧迫，あるいは，神経根障害の高位が左右で異なるといった，非典型的な神経根障害が惹起されます。

　変性側弯に伴う神経根障害では，女性に多い変性すべり症に合併することが多く，多椎間多根障害が多いという事実を把握しておく必要があります。

 神経根の圧迫は，三次元の感覚で捉える必要がある。

●文　献
1）　菊地臣一，蓮江光男：腰仙椎部神経症状―カラーでみる解剖学的背景．金原出版，77p，1996．
2）　菊地臣一：腰痛 第2版．医学書院，416p，2014．

治療編

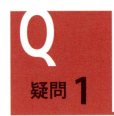# 疑問1 治療成績評価基準が変わったのを認識しているか？

　いま，治療成績を評価する基準が大きく変わりました。従来の客観性重視から主観性重視へ，医療提供側の視点から患者の視点への転換です。転換の中心にあるのは，患者の生活の質（quality of life, QOL）と満足度の重視です。

　新たな視点では，疼痛の除去は治療の目的ではなく，障害を取り除くための手段であるということが強調されています。また，その患者にとっての「疼痛の意味」を探る必要があります。注意しなければならないのは，患者の満足度と手術の成功という目標達成とは必ずしも一致していないということです[1]。つまり，患者の満足度は手術成功の証拠とはならないということに注意すべきです。手術が成功したから患者の満足度は高いということにはならないのです。

　もう1つは，患者の価値観の尊重です。病態は同じでも個人により治療の選択は異なります。従って，「病態編」疑問1-1でも述べたように，説明に基づく同意（インフォームドコンセント，informed consent）よりも，一歩踏み込んで説明に基づく決定（インフォームドデシジョン，informed decision）へ持っていく必要があります。そこでは，医師からの複数の治療法の提示と，患者の希望を統合する作業が求められています。医師と患者の双方が治療法の選択の意思決定を分担することにより，共闘が成立します。これにより，医療をめぐるトラブルが減少することが期待されます。

　近年，臨床研究で検討すべき腰痛のアウトカムは，身体機能，疼痛強度，健康関連の生活の質，死亡率あるいは死亡のアウトカムドメインであることが提唱されています[2]。大きく変わった治療成績の評価項目は，治療の結果を評価する際に参考になる指標です。

 治療にあたっては，治療効果を評価する基準が変わってきていることを認識する必要がある。

●文　献
1) Carragee E, et al : A prospective assessment of patient expectations and satisfaction in spinal fusion surgery. Presented at the annual meeting of the North American Spine Society, San Diego, 2003.
2) Chiarotto A, Deyo RA, Terwee CB, et al : Core outcome domains for clinical trials in non-specific low back pain. Eur Spine J 24 : 1127-1142, 2015.

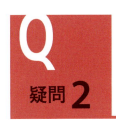

疑問 2　腰痛の予防は可能なのか？

　腰痛は，人類にとって最もありふれた症状です。それだけに，多くの治療法があります。予防に関しても，有効だとされるさまざまな手技や対策が述べられています。果たして，腰痛の予防は可能なのでしょうか。

　さまざまな予防法が報告されています。例えば硬いマットレスと中程度の硬さのマットレスの比較をして，硬いマットレスは予防には逆効果であるという報告です[1]。すなわち，無理して硬いベッドに寝る必要はありません。

　作業関連腰痛の予防についてもいくつか報告があります。それらによれば，重量物揚重作業者への指導に有意な効果はありません[2]。マスメディアで紹介されている予防の記事は推論に過ぎません。さらには，民間療法を含めた予防法にエビデンスの裏付けはありません[3]。別の報告では，労災防止プログラムは身体的作業に注目し，心理社会的因子を無視しているという指摘もあります[4]。

　その他の報告では，人間工学的介入と一時的な業務形態の変更を組み合わせると，仕事復帰が促進される可能性があるようです[5]。腰痛の予防，腰痛に伴う欠勤の減少に運動療法が有効であるとしている報告もあります。別の研究では，二次予防（腰痛に起因する就労障害や欠勤等の予防）に人間工学的介入がより大きな役割を果たす可能性があるとされています[6]。このように，予防に有効な対策は未だ見つかっていません。

　EUのガイドラインによれば，最初の発生を予防（一次予防）する手段はほとんどない，危険因子の改善は必ずしも予防にはならない，そして，再発，受診，身体障害，失業など，腰痛のその後の望ましくない経過の予防に関してはかなりの手段があるとまとめています[7]。

　そのなかで，再発の予防に運動が奨められています。ただ，どのような運動や強さを奨めるのかについては十分な証拠はないとしています。

　論文のレビューを見ると，一般に行われている予防法の多くは，有効性が証明されていないと結論を下しています[8]。唯一の例外は運動です。運動は腰痛の発生を減少させ，腰痛による機能障害の期間を短縮させ得ると，運動が唯一の効果的な予防法であることが記されています。肥満，喫煙，持ち上げ動作，姿勢，心理的要素などの危険因子の改善が，腰痛の予防に有効である証拠はないと結論づけています。

　別の研究では，運動療法単独の予防効果はあまり大きくないと指摘されていま

す[9]。その中で，教育プログラムの組み合わせで小さな予防効果があるとしています。

広く推奨されている人間工学的方法の有効性はどうでしょうか。残念ながら，予防法の有効性は認められていません[10,11]。ここでも，運動は一次，あるいは，二次予防に有効であり，25～40%，リスクが低下するとされています。運動の程度や量については不明です。ただ，この研究は低いエビデンスレベルで，短期研究です。この結論が長期でも当てはまるかどうかはわかりません。

このように，さまざまな研究が示すところは，運動療法にかすかな希望が持てるのではないかということです。

運動療法の有効性の機序については疑問8-3で述べます。いずれにしても，運動療法が有効である機序には筋力や持久力，柔軟性の向上などの生理学的目標を越えた，何か全般的な利点が存在するのではないかということが考えられています。

「腰痛の予防は可能」とはまだ言えない。

●文　献

1) Kovacs FM, Abraira V, Peña A, et al : Effect of firmness of mattress on chronic non-specific low-back pain : randomised, double-blind, controlled, multicentre trial. Lancet 362 : 1599-1604, 2003.
2) Martimo KP, Verbeek J, Karppinen J, et al : Effect of training and lifting equipment for preventing back pain in lifting and handling : systematic review. BMJ 336 : 429-431, 2008.
3) Wedderkopp N, Leboeuf-Yde C : Preventing back pain. BMJ 336 : 398, 2008.
4) Verbeek JH, Martimo KP, Kuijer PP, et al : Proper manual handling techniques to prevent low back pain, a Cochrane systematic review. Work 41(Suppl 1): 2299-2301, 2012.
5) Burton AK, Balagué F, Cardon G, et al : Chapter 2. European guidelines for prevention in low back pain : November 2004. Eur Spine J 15(Suppl 2): S136-S168, 2006.
6) Bigos SJ, Holland J, Holland C, et al : High-quality controlled trials on preventing episodes of back problems : systematic literature review in working-age adults. Spine J 9 : 147-168, 2009.
7) Burton AK, Balagué F, Cardon G, et al : European guidelines for prevention in low back pain. University of Huddersfield Repository, 2004.
8) Linton SJ, van Tulder MW : Preventive interventions for back and neck pain problems : what is the evidence? Spine 26 : 778-787, 2001.
9) George SZ, Childs JD, Teyhen DS, et al : Brief psychosocial education, not core stabilization, reduced incidence of low back pain : results from the Prevention of Low Back Pain in the Military (POLM) cluster randomized trial. BMC Med 9 : 128, 2011.
10) Steffens D, Maher CG, Pereira LS, et al : Prevention of Low Back Pain : A Systematic Review and Meta-analysis. JAMA Intern Med 176 : 199-208, 2016.
11) Carey TS, Freburger JK : Exercise and the Prevention of Low Back Pain : Ready for Implementation. JAMA Intern Med 176 : 208-209, 2016.

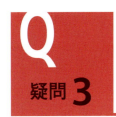

疑問 3　教育・啓発活動は腰痛による活動障害を減らせるか？

さまざまな啓発活動が世界中で行われています。メディアによるキャンペーンが，腰痛による活動障害を減少させるということが立証されました。オーストラリアでの研究です[1〜4]。キャンペーンの内容は，腰痛があっても活動・運動・仕事を継続，そして安静の排除です。その結果，メディアによるキャンペーンを実施した州では，実施しなかった州よりも，患者の意識が改善され，活動障害の軽減が傷害保険請求の減少という形で実現できました。結果的に，医療費が削減されました。

同じような啓発活動が，イギリスのスコットランドで行われました[5]。活動的な状態の維持，単純な疼痛緩和の実施，必要なら専門家にアドバイスを求めるという内容でキャンペーンを行いました。その結果，住民の認識が20％改善しました。この数字は，禁煙キャンペーンでは，住民の意識が5％しか改善されなかったことを考えると，大幅な改善です。医師の診療での行動の変化も認められました。

この結果から，国を挙げて教育・啓発活動をすると，医療費の削減ができるという期待が持てます。

啓発活動により，腰痛による活動障害を減らせる可能性がある。

●文　献

1) Buchbinder R, Jolley D, Wyatt M : Population based intervention to change back pain beliefs and disability : three part evaluation. BMJ 322 : 1516-1520, 2001.
2) Buchbinder R, Jolley D, Wyatt M : 2001 Volvo Award Winner in Clinical Studies : Effects of a media campaign on back pain beliefs and its potential influence on management of low back pain in general practice. Spine 26 : 2535-2542, 2001.
3) Buchbinder R, Jolley D : Improvements in general practitioner beliefs and stated management of back pain persist 4.5 years after the cessation of a public health media campaign. Spine 32 : E156-E162, 2007.
4) Buchbinder R, Gross DP, Werner EL, et al : Understanding the characteristics of effective mass media campaigns for back pain and methodological challenges in evaluating their effects. Spine 33 : 74-80, 2008.
5) Waddell G : Working Backs Scotland. presented at the McKenzie Institute Eighth International Conference. Rome, 2003.

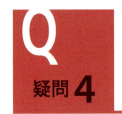

治療方針の基本は何か？

　腰痛に対する新たな捉え方の登場によって，治療方針も変わってきます。まず，EBMに則った各種治療法の患者への提示が必要です。その際，治療法の利害や得失を説明する必要があります。第2に，NBMに基づいた患者の個人的・社会的背景を考慮する必要があります。そのうえで，EBMとNBMの統合による治療法の選択という順序になります。すなわち，医師側から見た治療方針の基本は，EBMというサイエンスとNBMというアートの統合ということになります。

　そのなかでは，何度も述べますが，患者のQOLや満足度を重視します。疼痛の除去は目的ではありません。疼痛の除去は，患者が日常生活や仕事を不自由なくできるための手段です。また，その患者にとって，疼痛がどのような意味を持っているか，すなわち，「疼痛の意味」を探る必要があります。

　次に，患者の価値観の尊重です。病態は同じでも，個人により治療の選択は異なります。従って，説明に基づく同意（インフォームドコンセント，informed consent）よりは説明に基づく決定（インフォームドデシジョン，informed decision），説明に基づく選択（インフォームドチョイス，informed choice）という形が理想的です[1]。

　腰痛治療で最も重要なアウトカムは仕事です。仕事ができるようにするのが，治療を行う目的となります。別の研究では，職場における運動器の主たる障害の原因は，人間，職場，そして仕事関連環境であるということが指摘されています[2]。

　最近，高齢者の治療では，病理ではなく愁訴に起因する機能制限に注目すべきであると提唱されています[3]。すなわち，疾患重視の受け身（reactive）の医療から機能を重視した先取り（proactive）医療への転換です。この結果，視点を「病気」から「病人」へ，「どのような治療をするか」ではなく「誰を治療するか」というように転換することになります。

治療方針の基本は，EBMとNBMの統合である。

●文　献

1) Weinstein JN : Balancing science and informed choice in decisions about vertebroplasty. N Engl J Med 361 : 619-621, 2009.
2) Aylward M : What are the outcomes of low back pain, and how do they interrelate. presented at the Boston International Forum X, Primary Care Research on Low Back Pain, 2009.
3) van Blijswijk SC, Chan OY, van Houwelingen AH, et al : Self-Reported Hindering Health Complaints of Community-Dwelling Older Persons : A Cross-Sectional Study. PLoS One 10 : e0142416, 2015.

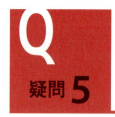

疑問 5　新しい概念（医学の進歩）による介入は治療成績を向上させたか？

　EBMの導入により，医療に対する概念が大きく変わってきました。それは，根拠のある医療の実践，そして，治療成績評価基準の転換です。腰痛について言えば，生物学的アプローチから生物・心理・社会的アプローチへの転換です。

　医学は，これまでデカルト（Descartes），ヴィルヒョウ（Virchow）に代表される要素還元論で構成されてきました。そこでは，病気はいずれかのレベル（細胞，組織，臓器）で機能異常を起こしていると仮定し，結果には必ず原因があるという前提で成り立っています。ただ，現代の医療の現場では，異常がない場合でも個体は病状を訴えます。その時，医療人は，客観的に病態を説明することが困難です。そのような中から，個体を分子の方向へ解析していく考え方から，分子から個体の方向へ逆送して考えるという概念が生まれました。それが，個人としての生物・心理・社会モデルです[1]。

　腰痛について言えば，近年，脊椎の損傷という考え方から生物・心理・社会的疼痛症候群という腰痛の捉え方へ変化してきました。各国の診療ガイドラインもその概念で作られました。それでは，そのような新しい概念が，果たして治療成績を向上させたのでしょうか。以下にそれを検証してみます。

疑問 5-1　診療ガイドライン作成の背景は何か？

　EBM（evidence-based medicine）という概念・手法の登場により，医療の標準化が進んでいます。医療の普遍性，標準化への国民や第三者からの要求，診断の精度や治療の有効性，そして安全性を評価できる研究機関の増加，そして，限りある医療資源を有効に利用する必要性といった要素が，EBMが登場した背景にあります。

　時代はいまや，データ中心から患者中心のEBMへと進化しています。それはエビデンスを適用する前後のプロセスの重視です。EBMは第三者の知恵の借用です。コンピュータのキーボードを打てばすぐに検索内容に関するエビデンスが得られます。一方，診療行為の前後は，誰かに代わってもらうことは出来ません。そこでは，患者との人間関係が大切です。患者の個人的，社会的背景の評価や配慮が求められます。すなわち，NBM（narrative-based medicine）です。従って，EBMとNBMの両立が医療提供側に求められます。

ここで，腰痛の診療ガイドライン作成に至った社会背景を考えてみます。そこには，高齢社会，高い罹患率，腰痛の社会への影響，高騰する医療費，不適切な医療といった背景があります。

　まず，高齢社会の到来です。高齢化とともに腰痛を有する人が増えています。特に女性でその傾向が著明です。高齢化は女性の骨粗鬆症の増加を意味します。それに伴い，骨粗鬆症に伴う腰痛患者の増加がみられます。と同時に，若年者や小児でも腰痛は少なくないことが，近年明らかにされています。

　第2に，腰痛の高い罹患率があります。現在，ほとんどの人が生涯に1度は腰痛を経験します。しかも，その大部分は，非特異的腰痛と言われる病態です。米国では，国民の10〜20％が毎年新たに腰痛に罹患していることが報告されています。また，就業年齢層の50％は毎年腰部の症状を有しています。そして，45歳以下で就業不能の最大の理由が，米国では腰痛です。さらに，国民の1％は，常時，慢性の腰痛のために就業不能，さらに1％は一時的に就業不能です。一方，我が国では，労災認定の腰痛が年間6,000件を超えるということが報告されています。事実，平成25年度国民生活基礎調査では，有訴者率をみると，腰痛が非常に多いことがわかります[2]。

　第3に，腰痛の社会への影響が挙げられます。その点に関しての報告をみると，米国では毎年疾病により1,800億ドル以上の生産性の損失が発生しており，そのうち最も大きいのは疼痛で，800億ドル以上です。腰痛は約3％を占めており，250億ドル近い損失と計算されています。腰痛による生産性損失の原因の大部分は欠勤によるものです。そして，損失時間の70〜80％は，20ないしは30％の従業員に集中しています[3]。この事実をみると，疼痛の管理が個人のみならず産業コストの面で非常に重要であることがわかります[4]。

　また，多数の国際調査では，12〜33％の人が調査当日に腰痛があり，19ないしは43％に先月腰痛があり，27〜65％に昨年腰痛があったと報告されています[5]。腰痛は，人間にとって最もありふれた疼痛と言えます。

　一方，腰痛は勤務中の生産性の低下にはつながらないという報告もあります。presenteeism（勤務中の生産性損失）は労働力低下の主な原因ではなく，欠勤によって発生しているというのです[6]。さらには，経済危機は，疼痛と密接した関係にあります。そのことについては，「病態編」疑問4-5に述べました。

　我が国での全国調査をみると，腰痛を有すると，日常生活や社会的活動に大きな影響を及ぼしていることがわかります[7]。これは海外の調査と同じ結果です。これをみると，治療を必要とする程の腰痛を発症した場合には，仕事や家事の再開に平均11.3日要しています。腰痛を起こして医療機関を受診すると，外来では19.7日，入院では平均7.0日を要しています。また，腰痛のために職場変更，あるいは退職を余儀なくされた人は約10％います。

第4に，不適切な医療の存在があります。以下は米国の研究結果です。腰痛に対する治療の内容や手術の頻度が地域によって異なることはよく知られている事実です。これは，医師の自由裁量権では説明がつきません。米国内では，州内で検査の内容，手術や入院の頻度にばらつきがあります。この事実は，診断・治療概念の不統一があること，一部の患者は適切な治療を受けていないことを意味します。また，治療後に症状がかえって悪化している患者の存在が知られています。このような事実から，いま，腰痛の治療手順や内容に対する再検討が求められています。

　具体的な報告でみてみます。米国では，30～40％の患者が無効な，あるいは不必要な治療を受けています。25％の患者が有害な治療を受けています[8, 9]。これらの事実から，標準的医療を提示・提供する必要性，そして，第三者を納得させられる医療の提示が必要なことがわかります。

　さらに，急性腰痛から慢性腰痛への移行率が増えており，医療の利用率が上昇していることも報告されています[10, 11]。それらによれば，エビデンスに基づく勧告に沿っていない治療，うつ病などの併存疾患を無視して治療を行っていることが指摘されています。また，腰痛治療の急増にも関わらず，治療成績や活動障害の有病率は改善していないという警告も発せられています[12, 13]。

　米国では，脊椎手術の件数の地域差が非常に大きいことは，よく知られている事実です。椎間板手術や固定術の件数は8.2倍の地域差が存在しています[14]。また，固定術は大腿骨頚部骨折による入院件数の13倍も地域差があり，1992～1993年にかけての結果と，2000～2001年にかけての推移をみると，脊椎手術は約7倍，地域差が拡大しています。また，固定術の占める割合は17～36％に増えています[15, 16]。

　これらの研究結果から，腰痛に対する科学的根拠が不十分であること，脊椎手術の費用対効果の検証が不十分であること，そして，手術の意志決定にも問題があることが窺われます。

A　診療ガイドライン作成の背景には，いくつかの深刻な社会背景が存在している。

●文　献
1) Engel GL: The clinical application of the biopsychosocial model. Am J Psychiatry 137 : 535-544, 1980.
2) 厚生労働省：平成25年国民生活基礎調査の概況（2014）．http://www.mhlw.go.jp/toukei/list/20-21kekka.html
3) Stewart WF, Ricci JA, Chee E, et al : Lost productive work time costs from health conditions in

the United States : results from the American Productivity Audit. J Occup Environ Med 45 : 1234-1246, 2003.

4) Stewart WF, Ricci JA, Chee E, et al : Lost productive time and cost due to common pain conditions in the US workforce. JAMA 290 : 2443-2454, 2003.

5) Waddell G : The Back Pain Revolution. 2nd Edition, p74, Churchill Livingstone, 2004.

6) Lamers LM, Meerding WJ, Severens JL, et al : The relationship between productivity and health-related quality of life : an empirical exploration in persons with low back pain. Qual Life Res 14 : 805-813, 2005.

7) 福原俊一, 鈴鴨よしみ, 森田智視, 他 : 腰痛に関する全国調査. 日本整形外科学会プロジェクト事業, 2003.

8) Grol R : Successes and failures in the implementation of evidence-based guidelines for clinical practice. Med Care 39（8 Suppl 2）: 1146-1154, 2001.

9) Schuster MA, McGlynn EA, Brook RH : How good is the quality of health care in the United States? 1998. Milbank Q 83 : 843-895, 2005.

10) Carey TS, Freburger JK, Holmes GM, et al : A long way to go : practice patterns and evidence in chronic low back pain care. Spine 34 : 718-724, 2009.

11) Freburger JK, Holmes GM, Agans RP, et al : The rising prevalence of chronic low back pain. Arch Intern Med 169 : 251-258, 2009.

12) Deyo RA, Mirza SK, Turner JA, et al : Overtreating chronic back pain : time to back off? J Am Board Fam Med 22 : 62-68, 2009.

13) Neergaard L : Overtreated : more medical care isn't always better. Associated Press Medical Writer. ABC NEWS, June 7, 2010.

14) Wennberg JE, McPherson K, Caper P : Will payment based on diagnosis-related groups control hospital costs? N Engl J Med 311 : 295-300, 1984.

15) Weinstein JN, Bronner KK, Morgan TS, et al : Trends and geographic variations in major surgery for degenerative diseases of the hip, knee, and spine. Health Aff Suppl Variation : VAR 81-89, 2004.

16) Wennberg JE : Practice variations and health care reform : connecting the dots. Health Aff Suppl Variation : VAR 140-144, 2004.

Q 疑問 5-2 診療ガイドラインは腰痛診療を変えたか？

オーストラリアで診療ガイドラインが腰痛に関するアウトカムを改善させたのかどうかという検証が行われています。それによればエビデンスに基づく医療は従来のそれよりも優れているという結論です[1]。すなわち，治療コストが減少し，痛みがより緩和し，再発例が減少しました。3カ月後の完全復帰率をみると，通常群では49％，ガイドラインに従った群では67％でした。画像検査の実施率が通常群では30％，ガイドライン群では7％でした。この結果を見る限り，新しい概念に基づく診療ガイドラインは明らかにアウトカムを改善させていたということになります。

新しい概念を取り入れた診療がどのような変化をもたらすかが報告されています。それらによれば，マスメディアキャンペーンは有望な介入です。マスメディアキャンペーンにより患者，医療従事者，住民の考え方が変化しました。ただ，仕事上のアウトカムの改善と活動障害の予防は必ずしも達成出来ませんでした[2,3]。つまり，腰痛と活動についての考え方は変わりました。しかし，腰痛の臨床管理も変われば，その結果として仕事に対する捉え方と行動にも変化が生じたかと言えば，そういうことにはなりませんでした。

米国での実態をみてみます。それによれば，医療費は近年ますます高騰していますが，アウトカムは期待されたほど改善されていません。それらによれば，腰痛治療の頻度が増え，腰痛に対する治療の積極性が増大し，その結果，1997〜2005年で医療費が60％も増加しています。増加の内容はMRIを含む新しい画像検査の増加，医療用麻薬の長期投与を含む薬物療法の増加，注射を含む非薬物療法の増加，効果が立証されていない，あるいは立証されている手術の急増です。ただ，その結果によりアウトカムの改善は得られず，むしろ低下している可能性さえ指摘されています[4,5]。

最近の報告によれば診療ガイドラインの普及にもかかわらず慢性腰痛の治療は医師主導の画像検査の指示とオピオイドの処方依存が相変わらずに持続している，と悲観的な報告がされています[6]。すなわち，従来の手法から脱却出来ない医師への批判です。

これらの結果をみると，医師を含む医療従事者，患者の考え方は変えられるが，それが即，治療成績が改善され，医療費の削減という結果につながるということになっていません。

いま，腰痛の診療を行ううえで，質の高い論文に目を通すという作業は欠かせません。しかし，それだけでは不十分です。なぜならば，RCTやメタ分析の結果は，あくまでも平均値による結論だからです。それに劣らず大切なのは，医療

従事者一人一人の経験です。また，片方だけの要素でも妥当な医療はできません。自分の患者が，どの程度大規模な無作為対照試験で得られた結論と対応しているのか，対応していないとしたらそれはどこで，なぜかという思考作業が要求されます。そこに患者という個人の診療を行う医療従事者一人一人のアートがあるのだと思います[7]。

これからも医師や関係者の地道な努力が求められます。

 診療ガイドラインは，治療成績を改善させる。しかし，医療提供側の意識が変わらないことが，新たな問題として浮上している。

●文　献

1) McGuirk B, King W, Govind J, et al : Safety, efficacy, and cost effectiveness of evidence-based guidelines for the management of acute low back pain in primary care. Spine 26 : 2615-2622, 2001.
2) Waddell G, O'Connor M, Boorman S, et al : Working Backs Scotland : a public and professional health education campaign for back pain. Spine 32 : 2139-2143, 2007.
3) Werner EL, Laerum E, Wormgoor ME, et al : Peer support in an occupational setting preventing LBP-related sick leave. Occup Med 57 : 590-595, 2007.
4) Martin BI, Deyo RA, Mirza SK, et al : Expenditures and health status among adults with back and neck problems. JAMA 299 : 656-664, 2008.
5) Martin BI, Turner JA, Mirza SK, et al : Trends in health care expenditures, utilization, and health status among US adults with spine problems, 1997-2006. Spine 34 : 2077-2084, 2009.
6) Goyal M, Singh S, Sibinga EM, et al : Meditation programs for psychological stress and well-being : a systematic review and meta-analysis. JAMA Intern Med 174 : 357-368, 2014.
7) 菊地臣一：後記．続・腰痛をめぐる常識のウソ．金原出版，1998．

疑問 5-3 新たな概念に基づいた治療の組み立ての課題は何か？
―求められている新たな視点―

　心理的，社会的因子の腰痛への関与の深さが明らかになってきており，それに伴って新たな視点に基づいた腰痛治療の組み立てが求められています。簡単にまとめると，まず，視点を「病気」から「病人」へ転換することです。そして，「どのような治療をするか」ではなく「誰を治療するか」へと視点を転換することです。

　第2に，心理的，社会的関与因子の評価とそれに基づく対策が求められます。心理的，社会的因子の関与については，「病態編」疑問4〜6に紹介しています。

　治療の考え方では，医師が患者に治療方針を与える従来の「受け身の医療」から，患者が治療方針の決定や治療自体に参加する「攻めの医療」への転換が求められています。このような視点に立てば，説明に基づく同意（インフォームドコンセント，informed consent）というよりは，説明に基づく決定（インフォームドデシジョン，informed decision）や説明に基づく選択（インフォームドチョイス，informed choice）と，患者がより積極的に治療方針の決定に参加することが求められます[1]。

　最後に，視点をcureからcareへ転換することです。従来の，腰痛を治すという考え方では，痛みを取り去ることが目的となります。当然，治療期間は短い期間が想定されています。超高齢社会を迎えたいま，痛みがあっても，日常生活に支障のない生活が目標となります。そのような視点に立てば，治療期間は長期にわたり，場合によっては，生涯にわたる治療期間が視野に入ってきます。日常生活に支障がないようにするためには，医師は患者や家族にさまざまな指導や説明をすることが求められます。その内容には，生活指導から暮らしの悩み，あるいは，住・食，さらには職場との協議などへの配慮も求められます。

　英国でのサッチャーによる社会改革の結果，崩壊した医療を立て直すために，英国医師会が発表した声明があります[2]。それによれば，プロとしての医師に，多面的・集学的アプローチの修得を求めています。そこでは，学際領域への幻想や偏見を排除する必要があります。また，代替療法を含めた種々の治療法に対する患者の疑問や質問に，医師は的確に答えることも求められています。

　次に，各国の診療ガイドラインで強調されているように，プライマリケア（primary care）としての非特異的腰痛と，キュア（cure）の視点で対応する神経症状合併例や重篤な疾患を分けて考えることが必要です。

　このような治療の組み立てを確立するには，我々にはその根拠となるエビデンスが不足しています。この解決のために，大規模な患者登録による治療の有効性の検討が喫緊の課題となっています[3,4]。

近年，医療現場で問題になっていることがあります。それは，患者は治療の利点を最大評価し，リスクを過小評価している点です。一方，医師は見通しのない楽観主義者になっている，という厳しい警告があります[5~10]。この双方の認識の違いは，一歩間違うと，医療トラブルの原因と成り得ます。トラブルを避けるためには，医師には，治療や手術の前に，慎重な説明，そして，治療後の見通しについて，患者の同意を得ておく必要があります。

我々が現在実施している医療は，いま，どの程度の有効性が認められているのでしょうか。それに対して一つの答が出ています。それによれば，最善の通常治療ないしは無治療の状態に対して，治療者による介入を追加した場合の有効性は確立されています。しかし，その治療効果の大きさは，"良くて小さい（modest）"というのです[11]。医療従事者は，この指摘を謙虚に受け止め，研鑽に励む必要があります。

A 新たな概念による治療の組み立てには，患者による治療への積極的関与が必須である。

●文　献

1) Weinstein JN : Balancing science and informed choice in decisions about vertebroplasty. N Engl J Med 361 : 619-621, 2009.
2) Abelson J, Maxwell PH, Maxwell RJ : Do professions have a future? BMJ 315 : 382, 1997.
3) Carragee EJ, Deyo RA, Kovacs FM, et al : Clinical research : is the spine field a mine field? Spine 34 : 423-430, 2009.
4) Wilensky GR : The policies and politics of creating a comparative clinical effectiveness research center. Health Aff 28 : w719-w729, 2009.
5) Sharot T : The optimism bias. TED lecture : February, 2012. https://www.ted.com/talks/tali_sharot_the_optimism_bias/transcript
6) Hoffman TC, Del Mar C : Great expectations : our naive optimism about medical care. The Conversation : Academic reigor. Journalistic flair, December 23, 2014. http://theconversation.com/great-expectations-our-naive-optimism-about-medical-care-33845
7) Wynia M, Moulton B, Elwyn G : Shared Decision Making And The Use Of Patient Decision Aids. Health Affairs Blog. December 17, 2014. http://healthaffairs.org/blog/2014/12/17/shared-decision-making-and-the-use-of-patient-decision-aids/
8) Stacey D, Légaré F, Col NF, et al : Decision aids for people facing health treatment or screening decisions. Cochrane Database Syst Rev (1): CD001431, 2017.
9) Korenstein D : Patient perception of benefits and harms : the Achilles heel of high-value care. JAMA Intern Med 175 : 287-288, 2015.
10) Hoffmann TC, Del Mar C : Patients' expectations of the benefits and harms of treatments, screening, and tests : a systematic review. JAMA Intern Med 175 : 274-286, 2015.
11) Patel S, Hee SW, Mistry D, et al : Identifying back pain subgroups : developing and applying approaches using individual patient data collected within clinical trials. Southampton (UK): NIHR Journals Library, 2016. https://www.ncbi.nlm.nih.gov/books/NBK374222/

疑問 5-4 診療の内容が患者に正しく伝えられているか？

いま，米国では，新しい概念に基づく医療や診療ガイドラインの内容が，対象となる患者に的確に，そして十分に伝えられているかということについて，疑問が投げかけられています。

例えば，専門学会や医療機関のウェブサイトで提供されている患者向け説明文書のほとんどは，一般の人には理解が難しいと指摘されています[1]。また，患者への教育資料は難しすぎて理解不能であり，落第点である，と批判されています[2]。一方で，腰痛の治療に従事している医師の主張の中には，何らかの偽り（pretend）と言えるレベルのものが存在しているとの指摘さえあります[3]。

このようなことを考えると，専門家は新たな概念を早く確立し，統一した見解として関係者に認識してもらうという努力が必要です。一方では，それをいかに患者に伝えるかということも，同じくらい大切で，必要なことです。

A 診療の内容は必ずしも患者に正しく伝わっていない。

●文 献

1) Vives M, Young L, Sabharwal S : Readability of spine-related patient education materials from subspecialty organization and spine practitioner websites. Spine 34 : 2826-2831, 2009.
2) Eltorai AE, Cheatham M, Naqvi SS, et al : Is the readability of spine-related patient education material improving? : An assessment of subspecialty websites. Spine 41 : 1041-1048, 2016.
3) Schoene ML : Overconfidence continues to plague spine care—Are there any innovative ways of countering risky bias? The BackLetter 31 : 37-43, 2016.

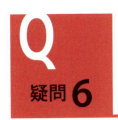

疑問6 祈りは治療手段として有効か？

　祈りという行為は，宗教に根差す所作です。祈りが，医学的に治療手段として有効性があるかもしれないという報告があります[1,2]。この研究に続く報告はありません。しかし，麻酔や輸血という技術，さらには近代外科学の発達をみれば，すべての技術は最初は海のものとも山のものともわからないと見なされていました。そこで，荒唐無稽な話と無視せずに紹介しておきます。

　祈りは距離を越え，他の人のために祈ることが有効であるという研究です[1,2]。他人に祈られた患者は，そうでない患者より人工呼吸器，抗生物質，透析の使用等が少ないとのことです。このdistant healing（遠隔ヒーリング），祈り，心理療法，治癒的接触（therapeutic touch），スピリチュアル ヒーリングの有効性は57％という報告が，無作為化対照試験（randomized controlled trial，RCT）の系統的レビューで結論づけられています。

　近代医学の進歩の歴史を考えると，祈りの治療効果を無視するのではなく，注意してみていく価値はあると言えそうです。

いま，標準治療になっている手技でも，発表時は海のものとも山のものともわからない治療とみられていた。このような歴史的事実を考えると，あらゆることに真摯に向き合う必要がある。

●文　献
1) Astin JA, Harkness E, Ernst E : The efficacy of "distant healing" : a systematic review of randomized trials. Ann Intern Med 132 : 903-910, 2000.
2) Byrd RC : Positive therapeutic effects of intercessory prayer in a coronary care unit population. South Med J 81 : 826-829, 1988.

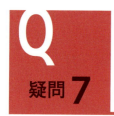

腰痛の治療では局所を冷やしたほうがよいのか，温めたほうがよいのか？

腰痛を治療する医師が患者からよく聞かれる質問があります。それは，腰を冷やしたほうがいいのか，それとも温めたほうがいいのかという質問です。

我々は，急性期には冷やし，慢性期には温めるといった認識で答えているように思います。ただ，局所を温めても冷やしても，最終的にその反応は局所の血管を拡張するのではないか，結果的には脳が末梢から受け取る信号としては同じことではないかという疑問があります。例えば，雪を握りしめると最初は冷たいですが，その後，局所の血管は拡張します。温めても，当然，同じ結果です。そのようなことを考えると，この問題は，意外と難しいというのが私の印象です。

それでは，温熱療法の有効性はどれくらいわかっているのでしょうか。一つの系統的レビューでは，腰痛が3カ月未満の患者の疼痛や機能障害が温湿布で軽減するという中等度のエビデンスがあります[1]。温湿布に運動を加えると，その有効性が増すと結論づけられています。

この質問に答えるのには，いくつかの難しい問題があります。1つは，体表温熱療法の実施を患者がわからないようにするのは，実際困難です。従って，その有効性は，非特異的効果，あるいは，プラセボ効果の可能性が否定できません。もう1つ，いくつかある無作為化対照試験(randomized controlled trial, RCT)が，製造メーカーの経済的支援の元に実施されるという問題です。商業的バイアスが入っているのではないかと指摘されると，それを否定するのは難しいというのが現状です。

次に，冷却療法の有効性をみてみますと，エビデンスが不十分であるというのが実態です。系統的レビューでは，アイシングが腰痛の有効な治療であるという質の高いエビデンスはありません。軟部組織の損傷や疼痛の治療におけるアイシングの利点に関するエビデンスはほとんどないという報告があります[2]。

我々が行った動物実験でみると，アイシングは，炎症反応の進行を抑制し，遅延効果をもたらすことにより，炎症性疼痛を軽減させるという結論です[3]。この結論に従えば，冷やして，冷却効果があるうちに治療を開始するということが，臨床的には有意義だと思われます。

その後，腰痛治療としての冷却にエビデンスはないという報告が発表されました[4]。アイシングは機能を低下させうるとしている論文もあります[5]。その中で，アイシングの時間の長さが短期的に機能を低下させているということを指摘して

います。

　以上みてきたように，この質問にはなかなか明快な答が出ないというのが実態です。

腰痛の治療で，温熱や冷却の治療効果や適応については，まだ確立された見解がない。

●文　献
1) French SD, Cameron M, Walker BW, et al : Superficial heat or cold for low back pain. Cochrane Database Syst Rev(1): CD004750, 2006.
2) Hubbard TJ, Denegar CR : Does Cryotherapy Improve Outcomes With Soft Tissue Injury? J Athl Train 39 : 278-279, 2004.
3) Kenjo T, Kikuchi S, Konno S : Cooling decreases fos-immunoreactivity in the rat after formalin injection. Clin Orthop Relat Res 394 : 271-277, 2002.
4) McIntosh G, Hall H : Low back pain (acute). BMJ Clin Evid pii : 1102, 2011.
5) Bleakley CM, Costello JT, Glasgow PD : Should athletes return to sport after applying ice? A systematic review of the effect of local cooling on functional performance. Sports Med 42 : 69-87, 2012.

運動療法の有効性は何に由来するのか？

現時点では，運動療法の価値については以下のようにまとめられるかと思います。1つは，自分で決心し，自分で行うという主体的な治療という点で，QOLや満足度の向上，機能障害の軽減，そして治療成績の向上が期待できる。第2に，急性期には適応がない。第3に，回復期や慢性期には有効性が認められる。第4に，長期的な有効性は不明である。最後に，運動の種類は有効性に関与していないということです。

疑問 8-1 非特異的腰痛に対する運動療法は有効か？
－有効性の確認－

非特異的腰痛に対する運動療法の有効性について，文献で確認してみます。

メタ分析によれば，12週以上続く慢性腰痛では，運動療法は痛みを軽減し，機能を改善します。ただ，発症後6週以内の急性腰痛では，未治療や他の保存療法と同等です[1]。

系統的レビューでは，監督者付きの運動療法で，痛みと機能を改善する可能性があると報告されています[2]。別の研究では，腰痛患者は，腰に特化した運動をするのではなく，さまざまな身体活動をするほうが痛みを軽減し，精神的健康をも改善すると結論づけられています[3]。

別の系統的レビューでも，運動療法は慢性腰痛を含む広い範囲の疾患で有効であると報告されています[4]。近年，RCTで"能動的運動療法"は有効であると報告されています。ただし，下肢痛と活動制限例では有効性に差はありません[5]。

腰痛に対して，運動は有効な治療手段の一つである。

● 文 献

1) Hayden JA, van Tulder MW, Malmivaara AV, et al：Meta-analysis：exercise therapy for nonspecific low back pain. Ann Intern Med 142：765-775, 2005.
2) Hayden JA, van Tulder MW, Tomlinson G：Systematic review：strategies for using exercise therapy to improve outcomes in chronic low back pain. Ann Intern Med 142：776-785, 2005.
3) Hurwitz EL, Morgenstern H, Chiao C：Effects of recreational physical activity and back exercises

on low back pain and psychological distress : findings from the UCLA Low Back Pain Study. Am J Public Health 95 : 1817-1824, 2005.

4) Taylor NF, Dodd KJ, Shields N, et al : Therapeutic exercise in physiotherapy practice is beneficial : a summary of systematic reviews 2002-2005. Aust J Physiother 53 : 7-16, 2007.

5) Albert HB, Manniche C : The efficacy of systematic active conservative treatment for patients with severe sciatica : a single-blind, randomized, clinical, controlled trial. Spine 37 : 531-542, 2012.

疑問 8-2 運動療法の内容や種類で有効性に差はあるか？

　運動の内容や種類で有効性に差はないのかというのが，関心のあるところです。いくつかの報告で，運動の内容や程度で有効性に差はないというのが確認されています。

　1つは，高度な機能回復訓練と，外来での理学療法を比較した研究です[1]。それによれば，1年後で，アウトカムに差はありませんでした。また，QOLは改善しても職場復帰の促進はありませんでした。アウトカムに差がないなら，高価なプログラムの価値は果たしてあるのかという疑問が呈されています。費用対効果の観点からの批判です。

　もう1つの研究は，運動療法の効果を，家庭での理学療法，器具を用いたコンディショニング，そして，運動療法の3者で比較しています[2]。それによれば，12週後では3者のアウトカムに差はありません。ただ，コストに大きな差が認められます。従って，長期で差がなければ，治療内容の変更が必要ではないかという結論です。ここでも費用対効果の観点からの評価がなされています。

　どのような運動が良いかについては，エビデンスがないということを指摘している論文もあります[3]。

　治療成績に差がなければ，コストの安い運動療法を処方すべきという考え方が当然出てきます。今後，治療の費用対効果という観点からの検討も求められてきます。

A 運動療法の内容や種類で治療効果に差はない。

●文　献

1) Bendix AE, Bendix T, Haestrup C, et al : A prospective, randomized 5-year follow-up study of functional restoration in chronic low back pain patients. Eur Spine J 7 : 111-119, 1998.
2) Mannion AF, Müntener M, Taimela S, et al : A randomized clinical trial of three active therapies for chronic low back pain. Spine 24 : 2435-2448, 1999.
3) Taylor NF, Dodd KJ, Shields N, et al : Therapeutic exercise in physiotherapy practice is beneficial : a summary of systematic reviews 2002-2005. Aust J Physiother 53 : 7-16, 2007.

疑問 8-3 運動療法の有効性の機序はわかっているのか？

　疼痛や健康に対する運動療法の有効性は，何に由来するのでしょうか。いくつかのことがわかってきています。1つは，免疫機能が関係しているということです。運動と免疫機能の関係についての報告をみてみます。まず，適度な運動により免疫反応がTh1型からTh2型に移行し，肺内の病変が減少するという報告があります[1]。次に，運動はインフルエンザに対する防御効果を持続させる可能性があるという研究があります[2]。3つ目に，運動が高齢者の創傷治癒を促進するという報告があります[3]。このなかで，創傷の治癒促進効果の一部は，運動による炎症抑制効果であるとしています。

　運動が慢性炎症に深く関与していることもわかってきました。報告をみてみます。まず，慢性炎症は，アレルギー，アテローム性動脈硬化，1・2型糖尿病，癌，関節炎や自己免疫疾患に深く関与しています[4]。運動しない日常生活(sedentary lifestyle)は，生活習慣病(metabolic conditions)，心血管疾患(cardiovascular disorders)，肺疾患(pulmonary disorders)，癌(cancers)，神経疾患(neurological disorders)，運動器疾患(musculoskeletal disorders)，胃腸疾患(gastrointestinal conditions)，免疫システムの変化(immune-system alternations)，筋肉減少症(sarcopenia)，QOLの低下，寿命短縮の危険(shorter life expectancy)に関与していると結論づけています。そして，身体活動(physical activity)の増加は，先に述べた病態のみならず，肥満や2型糖尿病，神経変性や脳変性の疾患，骨粗鬆症の予防につながるとしています。この機序の鍵になっているのは，PGC1-αです。

　別の報告では，20分の運動で炎症を抑制する効果があります[5]。それによれば，トレッドミル運動後に，炎症に関連する免疫細胞が5%減少します。運動は単球細胞のTNF生成を抑制しています。このように，運動が身体の健康障害につながる慢性炎症を抑制してくれることがわかってきました。

　近年，脳科学の進歩とともに，運動と脳との関係についても明らかにされてきました。それによれば，運動によりストレスの暴走の引き金となる自律神経の暴走が収まるということがわかってきました[6,7]。しかも，運動はストレス反応の暴走が始まる脳の構造を変えるというのです。このように，運動は脳の機能や構造に対しても有効に働きかけをしています。

A 運動療法の有効性には，運動による全身の炎症を抑制する効果や免疫機能の増強が関係しているらしい。

●文　献

1) Lowder T, Padgett DA, Woods JA : Moderate exercise early after influenza virus infection reduces the Th1 inflammatory response in lungs of mice. Exerc Immunol Rev 12 : 97-111, 2006.

2) Keylock KT, Lowder T, Leifheit KA, et al : Higher antibody, but not cell-mediated, responses to vaccination in high physically fit elderly. J Appl Physiol(1985)102 : 1090-1098, 2007.

3) Friedrich MJ : Exercise may boost aging immune system. JAMA 299 : 160-161, 2008.

4) Handschin C, Spiegelman BM : The role of exercise and PGC1alpha in inflammation and chronic disease. Nature 454 : 463-469, 2008.

5) Dimitrov S, Hulteng E, Hong S : Inflammation and exercise : Inhibition of monocytic intracellular TNF production by acute exercise via β2-adrenergic activation. Brain Behav Immun 61 : 60-68, 2017.

6) Mischel NA, Mueller PJ : (In)activity-dependent alterations in resting and reflex control of splanchnic sympathetic nerve activity. J Appl Physiol(1985)111 : 1854-1862, 2011.

7) Mischel NA, Llewellyn-Smith IJ, Mueller PJ : Physical (in)activity-dependent structural plasticity in bulbospinal catecholaminergic neurons of rat rostral ventrolateral medulla. J Comp Neurol 522 : 499-513, 2014.

疑問 8-4 運動の重要性はどの程度わかっているのか？

近年，運動は疼痛のみならず，人間の健康にも深く関わっているという報告が相次いでいます。例えば，運動不足の人々は，非感染性疾患，認知機能低下，抑うつ症状，活動障害，身体機能低下のような健康問題が発生する可能性が大きいと指摘されています[1]。

別の報告では，慢性疾患リスクが最も高い人々であっても，身体活動量の目標を下げてでも運動したほうがよいとされています[2]。これらの研究から，健康な人はもちろん，身体機能に制約があっても，出来る範囲内で運動すべきであることがわかります。

「動かないこと」の健康への悪影響は，近年，数多くの報告があります。その影響は多領域にわたり，しかも，多数の報告が出ているので，表1[3〜86]にまとめました。

運動は人間の健康に死活的に重要である。

●文 献

1) de Souto Barreto P : Global health agenda on non-communicable diseases : has WHO set a smart goal for physical activity? BMJ 350 : h23, 2015.
2) Sparling PB, Howard BJ, Dunstan DW, et al : Recommendations for physical activity in older adults. BMJ 350 : h100, 2015.
3) Byberg L, Melhus H, Gedeborg R, et al : Total mortality after changes in leisure time physical activity in 50 year old men : 35 year follow-up of population based cohort. BMJ 338 : b688, 2009.
4) Heitmann BL, Frederiksen P : Thigh circumference and risk of heart disease and premature death : prospective cohort study. BMJ 339 : b3292, 2009.
5) Sun Q, Townsend MK, Okereke OI, et al : Physical activity at midlife in relation to successful survival in women at age 70 years or older. Arch Intern Med 170 : 194-201, 2010.
6) Studenski S, Perera S, Patel K, et al : Gait speed and survival in older adults. JAMA 305 : 50-58, 2011.
7) Lee IM, Shiroma EJ, Lobelo F, et al : Effect of physical inactivity on major non-communicable diseases worldwide : an analysis of burden of disease and life expectancy. Lancet 380 : 219-229, 2012.
8) Moore SC, Patel AV, Matthews CE, et al : Leisure time physical activity of moderate to vigorous intensity and mortality : a large pooled cohort analysis. PLoS Med 9 : e1001335, 2012.
9) van der Ploeg HP, Chey T, Korda RJ, et al : Sitting time and all-cause mortality risk in 222 497 Australian adults. Arch Intern Med 172 : 494-500, 2012.
10) Cooper R, Strand BH, Hardy R, et al : Physical capability in mid-life and survival over 13 years of follow-up : British birth cohort study. BMJ 348 : g2219, 2014.
11) Ekelund U, Ward HA, Norat T, et al : Physical activity and all-cause mortality across levels of

overall and abdominal adiposity in European men and women : the European Prospective Investigation into Cancer and Nutrition Study (EPIC). Am J Clin Nutr 101 : 613-621, 2015.

12) Biswas A, Oh PI, Faulkner GE, et al : Sedentary time and its association with risk for disease incidence, mortality, and hospitalization in adults : a systematic review and meta-analysis. Ann Intern Med 162 : 123-132, 2015.

13) Gupta K, Fan L : Doctors : fighting fit or couch potatoes? Br J Sports Med 43 : 153-154, 2009.

14) Hamer M, Lavoie KL, Bacon SL : Taking up physical activity in later life and healthy ageing : the English longitudinal study of ageing. Br J Sports Med 48 : 239-243, 2014.

15) Martin CK, Church TS, Thompson AM, et al : Exercise dose and quality of life : a randomized controlled trial. Arch Intern Med 169 : 269-278, 2009.

16) Ludlow AT, Zimmerman JB, Witkowski S, et al : Relationship between physical activity level, telomere length, and telomerase activity. Med Sci Sports Exerc 40 : 1764-1771, 2008.

17) Werner C, Fürster T, Widmann T, et al : Physical exercise prevents cellular senescence in circulating leukocytes and in the vessel wall. Circulation 120 : 2438-2447, 2009.

18) Nakajima K, Takeoka M, Mori M, et al : Exercise effects on methylation of ASC gene. Int J Sports Med 31 : 671-675, 2010.

19) Feskanich D, Willett W, Colditz G : Walking and leisure-time activity and risk of hip fracture in postmenopausal women. JAMA 288 : 2300-2306, 2002.

20) Korpelainen R, Keinänen-Kiukaanniemi S, Nieminen P, et al : Long-term outcomes of exercise : follow-up of a randomized trial in older women with osteopenia. Arch Intern Med 170 : 1548-1556, 2010.

21) Nilsson M, Ohlsson C, Odén A, et al : Increased physical activity is associated with enhanced development of peak bone mass in men : a five-year longitudinal study. J Bone Miner Res 27 : 1206-1214, 2012.

22) Province MA, Hadley EC, Hornbrook MC, et al : The effects of exercise on falls in elderly patients. A preplanned meta-analysis of the FICSIT Trials. Frailty and Injuries : Cooperative Studies of Intervention Techniques. JAMA 273 : 1341-1347, 1995.

23) Rubenstein LZ, Josephson KR, Trueblood PR, et al : Effects of a group exercise program on strength, mobility, and falls among fall-prone elderly men. J Gerontol A Biol Sci Med Sci 55 : M317-M321, 2000.

24) Chang JT, Morton SC, Rubenstein LZ, et al : Interventions for the prevention of falls in older adults : systematic review and meta-analysis of randomised clinical trials. BMJ 328 : 680, 2004.

25) Kemmler W, von Stengel S, Engelke K, et al : Exercise effects on bone mineral density, falls, coronary risk factors, and health care costs in older women : the randomized controlled senior fitness and prevention (SEFIP)study. Arch Intern Med 170 : 179-185, 2010.

26) Fiatarone MA, O'Neill EF, Ryan ND, et al : Exercise training and nutritional supplementation for physical frailty in very elderly people. N Engl J Med 330 : 1769-1775, 1994.

27) Boyle PA, Buchman AS, Wilson RS, et al : Association of muscle strength with the risk of Alzheimer disease and the rate of cognitive decline in community-dwelling older persons. Arch Neurol 66 : 1339-1344, 2009.

28) Soligard T, Myklebust G, Steffen K, et al : Comprehensive warm-up programme to prevent injuries in young female footballers : cluster randomised controlled trial. BMJ 337 : a2469, 2008.

29) Irwin MR, Olmstead R, Oxman MN : Augmenting immune responses to varicella zoster virus in older adults : a randomized, controlled trial of Tai Chi. J Am Geriatr Soc 55 : 511-517, 2007.

30) Mannerkorpi K, Nordeman L, Cider A, et al : Does moderate-to-high intensity Nordic walking improve functional capacity and pain in fibromyalgia? A prospective randomized controlled trial. Arthritis Res Ther 12 : R189, 2010.

31) Weuve J, Kang JH, Manson JE, et al : Physical activity, including walking, and cognitive function in older women. JAMA 292 : 1454-1461, 2004.

32) Abbott RD, White LR, Ross GW, et al : Walking and dementia in physically capable elderly men.

JAMA 292 : 1447-1453, 2004.

33) Lautenschlager NT, Cox KL, Flicker L, et al : Effect of physical activity on cognitive function in older adults at risk for Alzheimer disease : a randomized trial. JAMA 300 : 1027-1037, 2008.

34) Burns JM, Cronk BB, Anderson HS, et al : Cardiorespiratory fitness and brain atrophy in early Alzheimer disease. Neurology 71 : 210-216, 2008.

35) Itou Y, Nochi R, Kuribayashi H, et al : Cholinergic activation of hippocampal neural stem cells in aged dentate gyrus. Hippocampus 21 : 446-459, 2011.

36) Liu-Ambrose T, Nagamatsu LS, Graf P, et al : Resistance training and executive functions : a 12-month randomized controlled trial. Arch Intern Med 170 : 170-178, 2010.

37) Etgen T, Sander D, Huntgeburth U, et al : Physical activity and incident cognitive impairment in elderly persons : the INVADE study. Arch Intern Med 170 : 186-193, 2010.

38) Vercambre MN, Grodstein F, Manson JE, et al : Physical activity and cognition in women with vascular conditions. Arch Intern Med 171 : 1244-1250, 2011.

39) Middleton LE, Manini TM, Simonsick EM, et al : Activity energy expenditure and incident cognitive impairment in older adults. Arch Intern Med 171 : 1251-1257, 2011.

40) Barnes DE, Yaffe K : The projected effect of risk factor reduction on Alzheimer's disease prevalence. Lancet Neurol 10 : 819-828, 2011.

41) Hayes SM, Forman DE, Verfaellie M. et al : Cardiorespiratory Fitness Is Associated With Cognitive Performance in Older But Not Younger Adults. J Gerontol B Psychol Sci Soc Sci 71 : 474-482, 2016.

42) Del Campo N, Payoux P, Djilali A, et al : Relationship of regional brain β-amyloid to gait speed. Neurology 86 : 36-43, 2016.

43) Spartano NL, Himali JJ, Beiser AS, et al : Midlife exercise blood pressure, heart rate, and fitness relate to brain volume 2 decades later. Neurology 86 : 1313-1319, 2016.

44) Chapman SB, Aslan S, Spence JS, et al : Distinct Brain and Behavioral Benefits from Cognitive vs. Physical Training : A Randomized Trial in Aging Adults. Front Hum Neurosci 10 : 338, 2016.

45) Burley CV, Bailey DM, Marley CJ, et al : Brain train to combat brain drain ; focus on exercise strategies that optimise neuroprotection. Exp Physiol 101 : 1178-1184, 2016. Jul 22. doi : 10.1113/EP085672. [Epub ahead of print]

46) Uc EY, Doerschug KC, Magnotta V, et al : Phase I/II randomized trial of aerobic exercise in Parkinson disease in a community setting. Neurology 83 : 413-425, 2014.

47) Erickson KI, Voss MW, Prakash RS, et al : Exercise training increases size of hippocampus and improves memory. Proc Natl Acad Sci U S A 108 : 3017-3022, 2011.

48) van Dongen EV, Kersten IH, Wagner IC, et al : Physical Exercise Performed Four Hours after Learning Improves Memory Retention and Increases Hippocampal Pattern Similarity during Retrieval. Curr Biol 26 : 1722-1727, 2016.

49) Beilock SL, Lyons IM, Mattarella-Micke A, et al : Sports experience changes the neural processing of action language. Proc Natl Acad Sci U S A 105 : 13269-13273, 2008.

50) McDermott MM, Liu K, Ferrucci L, et al : Physical performance in peripheral arterial disease : a slower rate of decline in patients who walk more. Ann Intern Med 144 : 10-20, 2006.

51) Gerhard-Herman MD, Gornik HL, Barrett C, et al : 2016 AHA/ACC Guideline on the Management of Patients With Lower Extremity Peripheral Artery Disease : A Report of the American College of Cardiology/American Heart Association Task Force on Clinical Practice Guidelines. Circulation 135 : e726-e779, 2017.

52) Garcia-Aymerich J, Varraso R, Antó JM, et al : Prospective study of physical activity and risk of asthma exacerbations in older women. Am J Respir Crit Care Med 179 : 999-1003, 2009.

53) França-Pinto A, Mendes FA, de Carvalho-Pinto RM, et al : Aerobic training decreases bronchial hyperresponsiveness and systemic inflammation in patients with moderate or severe asthma : a randomised controlled trial. Thorax 70 : 732-739, 2015.

54) Sugiyama Y, Asai K, Yamada K, et al : Decreased levels of irisin, a skeletal muscle cell-derived

myokine, are related to emphysema associated with chronic obstructive pulmonary disease. Int J Chron Obstruct Pulmon Dis 12 : 765-772, 2017.

55) Rampersaud E, Mitchell BD, Pollin TI, et al : Physical activity and the association of common FTO gene variants with body mass index and obesity. Arch Intern Med 168 : 1791-1797, 2008.

56) Smuck M, Kao MC, Brar N, et al : Does physical activity influence the relationship between low back pain and obesity? Spine J 14 : 209-216, 2014.

57) King DE, Mainous AG 3rd, Geesey ME : Turning back the clock : adopting a healthy lifestyle in middle age. Am J Med 120 : 598-603, 2007.

58) Mora S, Cook N, Buring JE, et al : Physical activity and reduced risk of cardiovascular events : potential mediating mechanisms. Circulation 116 : 2110-2118, 2007.

59) Kodama S, Saito K, Tanaka S, et al : Cardiorespiratory fitness as a quantitative predictor of all-cause mortality and cardiovascular events in healthy men and women : a meta-analysis. JAMA 301 : 2024-2035, 2009.

60) Hammill BG, Curtis LH, Schulman KA, et al : Relationship between cardiac rehabilitation and long-term risks of death and myocardial infarction among elderly Medicare beneficiaries. Circulation 121 : 63-70, 2010.

61) Blumenthal JA, Babyak MA, O'Connor C, et al : Effects of exercise training on depressive symptoms in patients with chronic heart failure : the HF-ACTION randomized trial. JAMA 308 : 465-474, 2012.

62) Juraschek SP, Blaha MJ, Whelton SP, et al : Physical fitness and hypertension in a population at risk for cardiovascular disease : the Henry Ford ExercIse Testing (FIT)Project. J Am Heart Assoc 3 : e001268, 2014.

63) American Heart Association Recommendations for Physical Activity in Adults. http://www. heart.org/HEARTORG/HealthyLiving/PhysicalActivity/FitnessBasics/American-Heart-Association-Recommendations-for-Physical-Activity-in-Adults_UCM_307976_Article.jsp#.WeV4e_hryUk

64) Schenk S, Horowitz JF : Acute exercise increases triglyceride synthesis in skeletal muscle and prevents fatty acid-induced insulin resistance. J Clin Invest 117 : 1690-1698, 2007.

65) Sigal RJ, Kenny GP, Boulé NG, et al : Effects of aerobic training, resistance training, or both on glycemic control in type 2 diabetes : a randomized trial. Ann Intern Med 147 : 357-369, 2007.

66) Church TS, Blair SN, Cocreham S, et al : Effects of aerobic and resistance training on hemoglobin A1c levels in patients with type 2 diabetes : a randomized controlled trial. JAMA 304 : 2253-2262, 2010.

67) Dwyer T, Ponsonby AL, Ukoumunne OC, et al : Association of change in daily step count over five years with insulin sensitivity and adiposity : population based cohort study. BMJ 342 : c7249, 2011.

68) Sluik D, Buijsse B, Muckelbauer R, et al : Physical Activity and Mortality in Individuals With Diabetes Mellitus : A Prospective Study and Meta-analysis. Arch Intern Med 172 : 1285-1295, 2012.

69) Grøntved A, Rimm EB, Willett WC, et al : A prospective study of weight training and risk of type 2 diabetes mellitus in men. Arch Intern Med 172 : 1306-1312, 2012.

70) Laine MK, Eriksson JG, Kujala UM, et al : A former career as a male elite athlete--does it protect against type 2 diabetes in later life? Diabetologia 57 : 270-274, 2014.

71) Schwingshackl L, Missbach B, Dias S, et al : Impact of different training modalities on glycaemic control and blood lipids in patients with type 2 diabetes : a systematic review and network meta-analysis. Diabetologia 57 : 1789-1797, 2014.

72) Bertram S, Brixius K, Brinkmann C : Exercise for the diabetic brain : how physical training may help prevent dementia and Alzheimer's disease in T2DM patients. Endocrine 53 : 350-363, 2016.

73) Adamsen L, Quist M, Andersen C, et al : Effect of a multimodal high intensity exercise intervention in cancer patients undergoing chemotherapy : randomised controlled trial. BMJ 339 :

b3410, 2009.

74）Fong DY, Ho JW, Hui BP, et al : Physical activity for cancer survivors : meta-analysis of randomised controlled trials. BMJ 344 : e70, 2012.

75）Holmes MD, Chen WY, Feskanich D, et al : Physical activity and survival after breast cancer diagnosis. JAMA 293 : 2479-2486, 2005.

76）McTiernan A, Kooperberg C, White E, et al : Recreational physical activity and the risk of breast cancer in postmenopausal women : the Women's Health Initiative Cohort Study. JAMA 290 : 1331-1336, 2003.

77）Dallal CM, Sullivan-Halley J, Ross RK, et al : Long-term recreational physical activity and risk of invasive and in situ breast cancer : the California teachers study. Arch Intern Med 167 : 408-415, 2007.

78）Smith AJ, Phipps WR, Thomas W, et al : The effects of aerobic exercise on estrogen metabolism in healthy premenopausal women. Cancer Epidemiol Biomarkers Prev 22 : 756-764, 2013.

79）Lawlor DA, Hopker SW : The effectiveness of exercise as an intervention in the management of depression : systematic review and meta-regression analysis of randomised controlled trials. BMJ 322 : 763-767, 2001.

80）Chalder M, Wiles NJ, Campbell J, et al : Facilitated physical activity as a treatment for depressed adults : randomised controlled trial. BMJ 344 : e2758, 2012.

81）Dunn AL, Trivedi MH, Kampert JB, et al : Exercise treatment for depression : efficacy and dose response. Am J Prev Med 28 : 1-8, 2005.

82）Herring MP, O'Connor PJ, Dishman RK : The effect of exercise training on anxiety symptoms among patients : a systematic review. Arch Intern Med 170 : 321-331, 2010.

83）Merglen A, Flatz A, Bélanger RE, et al : Weekly sport practice and adolescent well-being. Arch Dis Child 99 : 208-210, 2014.

84）Tworoger SS, Yasui Y, Vitiello MV, et al : Effects of a yearlong moderate-intensity exercise and a stretching intervention on sleep quality in postmenopausal women. Sleep 26 : 830-836, 2003.

85）Elavsky S, McAuley E : Physical activity and mental health outcomes during menopause : a randomized controlled trial. Ann Behav Med 33 : 132-142, 2007.

86）中田大貴，柿木隆介：運動による除痛効果．ペインクリニック36：592-600, 2015.

表1 運動の重要性

報告項目	報告内容	文献
寿命	・中年以降でも運動により寿命の延長効果	Byberg L, et al : BMJ338 : b688, 2009[3]
	・大腿部の太さが心疾患や早期死亡と関連→下半身の身体活動を増加させる必要性	Heitmann BL, Frederiksen P : BMJ 339 : b3292, 2009[4]
	・運動は加齢を遅らせる（慢性疾患の罹患率、心臓手術の実施率、認知障害、身体障害、精神障害）	Sun Q, et al : Arch Intern Med 170 : 194-201, 2010[5]
	・高齢者の歩行速度はその後の生存の予測因子	Studenski S, et al : JAMA 305 : 50-58, 2011[6]
	・運動不足は喫煙や肥満と同じ健康リスク（運動不足の解消で寿命が延長する可能性）	Lee IM, et al : Lancet 380 : 219-229, 2012[7]
	・身体活動による余命の延長は推奨レベル以下でも効果あり	Moore SC, et al : PLoS Med 9 : e1001335, 2012[8]
	・長い座位時間は身体活動とは独立した死亡の危険因子	van der Ploeg HP, et al : Arch Intern Med 172 : 494-500, 2012[9]
	・中年期の身体能力低下が死亡率の高さと関係	Cooper R, et al : BMJ 348 : g2219, 2014[10]
	・活動的な集団は活動不足の集団より死亡率が低い	Ekelund U, et al : Am J Clin Nutr 101 : 613-621, 2015[11]
	・長時間にわたる座位時間は有害なアウトカム（全死因死亡、心血管疾患および/または死亡、癌発症および/または死亡、2型糖尿病）と正の相関	Biswas A, et al : Ann Intern Med 162 : 123-132, 2015[12]
健康寿命	・若い医師の運動量は平均以下	Gupta K, Fan L : Br J Sports Med 43 : 153-154, 2009[13]
	・身体活動は高齢で始めても有益	Hamer M, et al : Br J Sports Med 48 : 239-243, 2014[14]
QOL	・体重減少を伴わない運動でも閉経後女性のQOLが改善→健康寿命を延長するためには健康な運動器の保持が必須条件	Martin CK, et al : Arch Intern Med 169 : 269-278, 2009[15]
老化防止	・運動が老化防止に有効	Ludlow AT, et al : Med Sci Sports Exerc 40 : 1764-1771, 2008[16]
	・長期の運動がテロメアの短縮を抑制→スポーツで老化予防の可能性	Werner C, et al : Circulation 120 : 2348-2447, 2009[17]
	・適度な運動は「若返り効果」を有する	Nakajima K, et al : Int J Sports Med 31 : 671-675, 2010[18]
骨折予防	・日常の運動量が多い女性は骨折の発生率が低い	Feskanich D, et al : JAMA 288 : 2300-2306, 2002[19]
	・ウォーキングにより女性の筋力が増し、骨密度も上昇	Korpelainen R, et al : Arch Intern Med 170 : 1548-1556, 2010[20]
骨粗鬆症	・在宅の運動で高齢女性の骨折を予防	Nilsson M, et al : J Bone Miner Res 27 : 1206-1214, 2012[21]
	・20歳代前半の身体活動は後年の骨粗鬆症を予防	Province MA, et al : JAMA 273 : 1341-1347, 1995[22]
転倒予防効果	・運動プログラム介入により転倒数が増加	Rubenstein LZ, et al : J Gerontol A Biol Sci Med Sci 55 : M317-M321, 2000[23]
	・活動性の改善による介入で転倒予防効果	Chang JT, et al : BMJ 328 : 680, 2004[24] Kemmler W, et al : Arch Intern Med 170 : 179-185, 2010[25]
筋力	・高齢者でも筋力増強訓練は有効	Fiatarone MA, et al : N Engl J Med 330 : 1769-1775, 1994[26]
	・筋力低下は、アルツハイマー病発症リスクと関連	Boyle PA, et al : Arch Neurol 66 : 1339-1344, 2009[27]
運動器傷害	・包括的ウォーミングアップ・プログラムで運動器傷害リスクの軽減	Soligard T, et al : BMJ 337 : a2469, 2008[28]
末梢神経	・太極拳で高齢者の帯状疱疹を予防	Irwin MR, et al : J Am Geriatr Soc 55 : 511-517, 2007[29]
線維筋痛症	・1週間に2回、20分の歩行で回復	Mannerkorpi K, et al : Arthritis Res Ther 12 : R189, 2010[30]
認知機能	・運動は認知機能の保持に有効でその低下を遅らせる	Weuve J, et al : JAMA 292 : 1454-1461, 2004[31] Abbott RD, et al : JAMA 292 : 1447-1453, 2004[32]
	・運動が初期アルツハイマー病の進行とその低下を遅らせる可能性	Lautenschlager NT, et al : JAMA 300 : 1027-1037, 2008[33]
	・初期アルツハイマー病では、十分な運動により、脳の萎縮速度を遅らせる可能性	Burns JM, et al : Neurology 71 : 210-216, 2008[34]
	・運動が認知症治療薬と同様な役割	Itou Y, et al : Hippocampus 21 : 446-459, 2011[35]
	・筋力トレーニングで問題解決能力が向上	Liu-Ambrose T, et al : Arch Intern Med 170 : 170-178, 2010[36]
	・運動強度と認知障害に関連	Etgen T, et al : Arch Intern Med 170 : 186-193, 2010[37]
	・認知障害の発症に身体活動量が関連	Vercambre MN, et al : Arch Intern Med 171 : 1244-1250, 2011[38] Middleton LE, et al : Arch Intern Med 171 : 1251-1257, 2011[39]
	・運動不足がアルツハイマー病の要因	Barnes DE, et al : Lancet Neurol 10 : 819-828, 2011[40]
	・有酸素運動で高齢者の記憶力改善、予防にも効果	Hayes SM, et al : J Gerontol B Psychol Sci Soc Sci 71 : 474-482, 2016[41]
	・高齢者の歩行速度の低下がアルツハイマー病に関連	Del Campo N, et al : Neurology 86 : 36-43, 2016[42]
	・中年期の運動は脳の萎縮予防の決め手	Spartano NL, et al : Neurology 86 : 1313-1319, 2016[43]
	・脳トレに有酸素運動を加えると認知機能と記憶力が向上	Chapman SB, et al : Front Hum Neurosci 10 : 338, 2016[44]

項目	内容	文献
パーキンソン病	・運動が脳の組織や機能に良い影響	Burley CV, et al : Exp Physiol 101 : 1178-1184, 2016[45]
	・ウォーキングでパーキンソン病患者の運動機能・疲労感などが改善	Uc EY, et al : Neurology 83 : 413-425, 2014[46]
記憶	・有酸素運動で海馬が大きくなり記憶力も向上	Erickson KI, et al : Proc Natl Acad Sci U S A 108 : 3017-3022, 2011[47]
	・記憶の定着に4時間前後の運動が有効	van Dongen EV, et al : Curr Biol 26 : 1722-1727, 2016[48]
言語機能	・スポーツで言語関連の神経が活性化	Beilock SL, et al : Proc Natl Acad Sci U S A 105 : 13269-13273, 2008[49]
PAD	・ウォーキングは歩行機能の低下を減弱	McDermott MM, et al : Ann Intern Med 144 : 10-20, 2006[50]
	・運動を推奨（PADガイドライン）	Gerhard-Herman MD, et al : Circulation 135 : e726-e779, 2017[51]
喘息	・定期的な運動で症状増悪リスクが低下	Garcia-Aymerich J, et al : Am J Respir Crit Care Med 179 : 999-1003, 2009[52]
	・有酸素運動で中等症〜重症喘息患者の気道過敏性が低下、QOLも改善	Franca-Pinto A, et al : Thorax 70 : 732-739, 2015[53]
COPD	・COPD（慢性閉塞性肺疾患）は運動により分泌されるホルモンの作用で予防可能	Sugiyama Y, et al : Int J Chron Obstruct Pulmon Dis 12 : 765-772, 2017[54]
肥満	・身体活動により遺伝的要因による肥満リスクが低下	Rampersaud E, et al : Arch Intern Med 168 : 1791-1797, 2008[55]
	・BMIの増加は腰痛の危険因子（米国）	Smuck M, et al : Spine J 14 : 209-216, 2014[56]
心血管疾患	・生活改善（禁煙、週2.5時間以上の運動、1日5種類の野菜・果物の摂取、BMIを18.5〜30に）で心血管リスクが減少	King DE, et al : Am J Med 120 : 598-603, 2007[57]
	・運動は心血管疾患リスクを低下させる	Mora S, et al : Circulation 116 : 2110-2118, 2007[58]
	・50歳時の体力が死亡率の指標（心筋梗塞などのリスク低下）	Kodama S, et al : JAMA 301 : 2024-2035, 2009[59]
	・高齢者では、心臓リハの日数が多いほど死亡率が低い	Hammill BG, et al : Circulation 121 : 63-70, 2010[60]
	・有酸素運動で慢性心不全患者の抑うつ症状がわずかに改善	Blumenthal JA, et al : JAMA 308 : 465-474, 2012[61]
	・運動強度が高まるに伴い高血圧の罹患・新規発症リスク低下	Juraschek SP, et al : J Am Heart Assoc 3 : e001268, 2014[62]
	・強度の運動が高血圧になる可能性を減少	American Heart Association Recommendations for Physical Activity in Adults.[63]
糖代謝	・1回の有酸素運動でインスリン感受性が改善	Schenk S, et al : J Clin Invest 117 : 1690-1698, 2007[64]
	・有酸素運動と筋力トレーニングの併用で血糖コントロールの改善効果が増大	Sigal RJ, et al : Ann Intern Med 147 : 357-369, 2007[65]
	・有酸素運動と筋力トレーニング併用が2型糖尿病患者の血糖管理に有効	Church TS, et al : JAMA 304 : 2253-2262, 2010[66]
	・中年期の歩行改善がインスリン感受性の改善に有効	Dwyer T, et al : BMJ 342 : c7249, 2011[67]
	・高い身体活動量が糖尿病患者の死亡リスク低下と関連	Sluik D, et al : Arch Intern Med 172 : 1285-1295, 2012[68]
	・2型糖尿病の予防に筋トレと有酸素運動が有効（両者の組み合わせで効果倍増）	Grontved A, et al : Arch Intern Med 172 : 1306-1312, 2012[69]
	・男性の元アスリートでは晩年の2型糖尿病発症リスクが低い	Laine MK, et al : Diabetologia 57 : 270-274, 2014[70]
	・糖尿病患者には有酸素運動と抵抗運動の併用が最適	Schwingshackl L, et al : Diabetologia 57 : 1789-1797, 2014[71]
	・運動が糖尿病患者の認知症とアルツハイマー病を防止できる可能性	Bertram S, et al : Endocrine 53 : 350-363, 2016[72]
癌	・癌化学療法中の身体活動量による疲労状態が軽減	Adamsen L, et al : BMJ 339 : b3410, 2009[73]
	・身体活動で癌患者の健康状態が改善	Fong DY, et al : BMJ 344 : e70, 2012[74]
乳癌	・ウォーキングにより乳癌の死亡率は半減	Holmes MD, et al : JAMA 293 : 2479-2486, 2005[75]
	・運動は乳癌のリスクを20%低下させ、浸潤性乳癌の予防に効果	McTiernan A, et al : JAMA 290 : 1331-1336, 2003[76]
	・運動によりエストロゲン代謝に変化（乳癌リスク低下に関連した代謝産物レベルが上昇）	Dallal CM, et al : Arch Intern Med 167 : 408-415, 2007[77]
		Smith AJ, et al : Cancer Epidemiol Biomarkers Prev 22 : 756-764, 2013[78]
うつ病	・うつ病患者への身体運動促進介入にアウトカム改善効果みられず ↓	Lawlor DA, et al : BMJ 322 : 763-767, 2001[79]
	・うつ病の症状軽減に運動が有効	Chalder M, et al : BMJ 344 : e2758, 2012[80]
	・運動療法は抗うつ効果あり	Dunn AL, et al : Am J Prev Med 28 : 1-8, 2005[81]
不安症状	・運動で不安症状が20%軽減	Herring MP, et al : Arch Intern Med 170 : 321-331, 2010[82]
	・過度のスポーツは精神的健康に悪影響	Merglen A, et al : Arch Dis Child 99 : 208-210, 2014[83]
その他：睡眠	・朝のストレッチと運動が女性の睡眠の質を改善	Tworoger SS, et al : Sleep 26 : 830-836, 2003[84]
その他：更年期障害	・ウォーキングとヨガで更年期障害が軽減	Elavsky S, et al : Ann Behav Med 33 : 132-42, 2007[85]
その他：徐痛効果	・運動には脳を介しての徐痛効果あり	中田大貴, 他 : ペインクリニック 36 : 592-600, 2015[86]

Q 疑問 8-5 ウォーキングは有効か？

近年，運動の大切さが人々に広く認識されるようになりました。その結果，いま，多くの人達がウォーキングを運動手段の一つとして実践しています。

文献からみて，ウォーキングは健康や腰痛の予防や治療に対して，どのくらい有効性が明らかになっているのでしょうか。ヒポクラテスや貝原益軒の教えは，現代にも当てはまるのでしょうか。

ヒポクラテスは，歩行は人間の最良の薬であるとしています[1]。我が国でも，貝原益軒が著書『養生訓』のなかで，「毎日飯後に，必ず庭園の内数百足しづかに歩行すべし」としています。

これら先人の教えは，運動が健康を保つうえで大切であることを人々は昔から認識していたことを示しています。

ウォーキングと腰痛の関係についてみてみます。まず，系統的レビューでは，腰痛に対する歩行の有効性についてのエビデンスは驚くほど研究が少ないことが指摘されています[2]。ただし，ウォーキングについて，強力なエビデンスが得られるまでは推奨すべきとしています。

近年，少しずつ，報告が出てきています。それらによれば，ウォーキングは集団運動プログラムや通常の理学療法と比べて，有効性に差がないとしています[3]。ただ，ウォーキングの重要な利点も挙げられています。それは，長く続けられる人が多いことと費用が安価であることです。

別の報告では，集団ウォーキングでは，身体活動がより活発になり，血圧，心拍数，体脂肪率，体重，総コレステロールの有意な低下，肺活動の増加，身体機能の改善，全身健康状態の改善，そして抑うつの減少に効果があることが挙げられています[4]。

ウォーキングを勧めるだけでは効果がないとしている論文があります[5]。それによれば，ウォーキングには対象者への指示に一工夫必要であるとしています。

英国政府が出した提言によれば，個人，家族，地域，国全体の身体的・心理的健康と幸福のために，日常生活上の身体活動量を増やすことを提言しています[6]。そのなかで，19歳以上65歳未満の成人では，1回あたり10分以上の中等度の運動（早歩き，サイクリング等）を1週間あたり150分以上行うことを推奨しています。また，有酸素運動に加えて，1週間あたり2回以上の筋力トレーニングも推奨しています。と同時に，座っている時間をできるだけ減らすことも推奨しています。

これらの報告から，ウォーキングを腰痛に対する運動療法の一環として，そして健康維持の一手段として推奨すべきと言えます。

A ウォーキングは有効な治療手段の１つである可能性が高い。

●文　献

1) Is Walking the Best Medicine for Low Back Pain? The BackLetter 25 : 78, 2010.

2) Hendrick P, Te Wake AM, Tikkisetty AS, et al : The effectiveness of walking as an intervention for low back pain : a systematic review. Eur Spine J 19 : 1613-1620, 2010.

3) Hurley DA, Tully MA, Lonsdale C, et al : Supervised walking in comparison with fitness training for chronic back pain in physiotherapy : results of the SWIFT single-blinded randomized controlled trial（ISRCTN17592092）. Pain 156 : 131-147, 2015.

4) Hanson S, Jones A : Is there evidence that walking groups have health benefits? A systematic review and meta-analysis. Br J Sports Med 49 : 710-715, 2015.

5) Abbasi J : As Walking Movement Grows, Neighborhood Walkability Gains Attention. JAMA 316 : 382-383, 2016.

6) Public Health England : Guidance. Health matters : getting every adult active every day. 2016. https://www.gov.uk/government/publications/health-matters-getting-every-adult-active-every-day/health-matters-getting-every-adult-active-every-day

疑問 8-6　治療としての安静の価値はあるのか？

　各国で腰痛に対する診療ガイドラインが発刊されて以来，どのガイドラインでも治療手段としての安静は推奨されていません。ただ，安静を取らないからと言って早く良くなるわけではありません。最終的には，患者の選択次第ということになります[1〜6]。

　診療ガイドラインでは，動きを保つこと(stay active)の勧めは，急性腰痛に対して多少の効果が認められるが，坐骨神経痛に対しては，ほとんど効果がないか無効と結論づけています。ただ，有害であるという証拠もありません。長期臥床がさまざまな有害事象を引き起こすという臨床的な事実を考えると，運動を指導することは妥当と言えます。

　もちろん，結果としての安静を否定しているわけではありません。動けないのに無理して動く必要はないとも言えます。

治療手段としての安静に価値はない。

●文　献

1) Malmivaara A, Häkkinen U, Aro T, et al : The treatment of acute low back pain-bed rest, exercises, or ordinary activity? N Engl J Med 332 : 351-355, 1995.
2) Allen C, Glasziou P, Del Mar C : Bed rest : a potentially harmful treatment needing more careful evaluation. Lancet 354 : 1229-1233, 1999.
3) Vroomen PC, de Krom MC, Wilmink JT, et al : Lack of effectiveness of bed rest for sciatica. N Engl J Med 340 : 418-423, 1999.
4) Hofstee DJ, Gijtenbeek JM, Hoogland PH, et al : Westeinde sciatica trial : randomized controlled study of bed rest and physiotherapy for acute sciatica. J Neurosurg 96（1 Suppl）: 45-49, 2002.
5) Rozenberg S, Delval C, Rezvani Y, et al : Bed rest or normal activity for patients with acute low back pain : a randomized controlled trial. Spine 27 : 1487-1493, 2002.
6) Hagen KB, Jamtvedt G, Hilde G, et al : The updated cochrane review of bed rest for low back pain and sciatica. Spine 30 : 542-546, 2005.

Q 疑問 8-7　座位は健康のリスク因子か？

　長時間の座位は総死亡のリスクが1.4倍増加するという報告があり，大きな反響を呼びました[1]。その後，"長い座位時間は健康リスク"[2]，"座位時間の短縮が老化を遅延させる可能性"[3]，"運動しても座ってばかりの生活では死亡リスク増加"[4]という報告が相次いでなされました。座りっぱなしは不安を募らせるという心理面での悪影響を懸念する報告も出されています[5]。

　その他，座っていることは肥満，2型糖尿病，高血圧，心血管疾患，老化によるフレイル（frailty），癌のリスクに関連しているという報告もあります[6]。

　最近，座っている生活と重大な健康問題を結びつける多くのエビデンスが存在すると紹介されています[7]。

　腰痛との関係では，座っている生活と腰痛を結びつける強力なエビデンスはないとの報告もあります[8,9]。それによれば，「座る」と「立つ」という項目で比較検討しても健康リスクに差はありません[10]。また，立っていることで座っていることの害を補えるかどうか不明としている報告もあります。それによれば，立っていることにエネルギー消費の増加はほとんどありません[11]。

　それに対して，中等度強の運動（軽いジョギング，テニスの練習など）を1日60〜75分実施することで座り過ぎによるリスクを相殺可能とする報告もあります[12]。ただ，暮らしのなかで，このような中等度強の運動を1日60〜75分，毎日出来るかどうかは，また別の問題です。

　その後も報告が続いています。座る時間を減らすことは短・中期的には健康への悪影響はないとの報告があります[13]。ただし，エビデンスのレベルは低い報告です。もちろん，長期的にはどのような影響があるかは不明とされています。

　座ることを避けるために活動的なワークステーションを勧めている研究が多くみられます。例えば，天板昇降デスクの採用，トレッドミルデスクの導入，バイクデスクによる執務です。このような活動的なワークステーションにより，脳の活動は低下せず，かえって反応速度がアップするというのです[14]。

　このように，座っている仕事や生活は健康面でも疼痛面でも良いということはないようです。今後の研究の進展が待たれます。

A　長時間座っていることは健康への危険因子である可能性が高い。

●文　献

1) van der Ploeg HP, Chey T, Korda RJ, et al : Sitting time and all-cause mortality risk in 222 497 Australian adults. Arch Intern Med 172 : 494-500, 2012.

2) Stamatakis E, Chau JY, Pedisic Z, et al : Are sitting occupations associated with increased all-cause, cancer, and cardiovascular disease mortality risk? A pooled analysis of seven British population cohorts. PLoS One 8 : e73753, 2013.

3) Sjögren P, Fisher R, Kallings L, et al : Stand up for health--avoiding sedentary behaviour might lengthen your telomeres : secondary outcomes from a physical activity RCT in older people. Br J Sports Med 48 : 1407-1409, 2014.

4) Biswas A, Oh PI, Faulkner GE, et al : Sedentary time and its association with risk for disease incidence, mortality, and hospitalization in adults : a systematic review and meta-analysis. Ann Intern Med 162 : 123-132, 2015.

5) Teychenne M, Costigan SA, Parker K : The association between sedentary behaviour and risk of anxiety : a systematic review. BMC Public Health 15 : 513, 2015.

6) Bouchard C, Blair SN, Katzmarzyk PT : Less Sitting, More Physical Activity, or Higher Fitness? Mayo Clin Proc 90 : 1533-1540, 2015.

7) Baddeley B, Sornalingam S, Cooper M : Sitting is the new smoking : where do we stand? Br J Gen Pract 66 : 258, 2016.

8) Chen SM, Liu MF, Cook J, et al : Sedentary lifestyle as a risk factor for low back pain : a systematic review. Int Arch Occup Environ Health 82 : 797-806, 2009.

9) Roffey DM, Wai EK, Bishop P, et al : Causal assessment of occupational sitting and low back pain : results of a systematic review. Spine J 10 : 252-261, 2010.

10) Pulsford RM, Stamatakis E, Britton AR, et al : Associations of sitting behaviours with all-cause mortality over a 16-year follow-up : the Whitehall II study. Int J Epidemiol 44 : 1909-1916, 2015.

11) Torbeyns T, Bailey S, Bos I, et al : Active workstations to fight sedentary behaviour. Sports Med 44 : 1261-1273, 2014.

12) Ekelund U, Steene-Johannessen J, Brown WJ, et al : Does physical activity attenuate, or even eliminate, the detrimental association of sitting time with mortality? A harmonised meta-analysis of data from more than 1 million men and women. Lancet 388 : 1302-1310, 2016.

13) Shrestha N, Kukkonen-Harjula KT, Verbeek JH, et al : Workplace interventions for reducing sitting at work. Cochrane Database Syst Rev（3）: CD010912, 2016.

14) Torbeyns T, de Geus B, Bailey S, et al : Cycling on a Bike Desk Positively Influences Cognitive Performance. PLoS One 11 : e0165510, 2016.

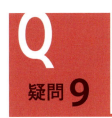

鎮痛薬物療法は腰痛に対して有効か？

さまざまな作用機序の薬剤が登場して，鎮痛薬物療法は新たな次元に入りました。従来は，鎮痛薬，抗炎症薬，筋弛緩薬，漢方薬が鎮痛薬物療法の主体でした。いまは三環系TCA，四環系，第3世代SSRI，第4世代SNRIなどの抗うつ薬，カルバマゼピン，プレガバリン，ガバペンチンといった抗痙攣薬，オピオイド，そしてカンナビノイド類似薬による脳を迂回した疼痛治療が新たに導入されてきました[1,2]。また，近年注目されているグルコサミンについては，経口グルコサミンに腰痛関連障害への効果なしという報告があります[3]。このように，いま，鎮痛薬物療法体系の再構築が求められています。

疑問9-1 鎮痛薬やNSAIDsの有効性とリスクはどの程度わかっているのか？

鎮痛薬物療法の有効性やリスクについてどの程度わかっているか文献からみてみます。

(1) 有効性について

近年，系統的レビューで，高齢者に対して広く用いられている局所用のNSAIDsは運動器の急性の痛みに対してプラセボよりも有効で，副作用の危険性の増加もないとの報告があります[4]。

同じ系統的レビューで，慢性腰痛に対する薬物療法の有効性のエビデンスはほとんどないということが報告されています[5]。詳細に分析を行った系統的レビューでは，オピオイド（推奨度：弱）とNSAIDs（推奨度：強）は慢性腰痛に有効だが，抗うつ薬は効果がない（推奨度：弱）と結論づけられています。また，オピオイドは副作用の発生率が高く，NSAIDsに対して優位であるとの証拠はないので慢性腰痛の治療としては推奨出来ないという結論です[6]。

坐骨神経痛に対する薬物療法の有効性については，非特異的腰痛と異なり，いままでも議論がありました。近年，坐骨神経痛に対する薬物療法の有効性のエビデンスは存在しないことが報告されています[7]。

鎮痛効果を期待され用いられているSSRI（選択的セロトニン再取り込み阻害薬）が精神的ストレス誘因の心筋虚血を抑制するという報告があり，鎮痛とは別の効果が注目されています[8]。

オピオイドは慢性背部痛に対する活動や機能の改善には結びつかない，と厳しい評価が出ています[9]。

慢性腰痛に対するオピオイドは，短期的にはプラセボよりも有効であるという報告があります[10]。

鎮痛薬物療法について言えば，慢性疼痛の改善が一つの重要な治療目標です。残念ながら，慢性疼痛に対する安全かつ有効な薬剤の開発で，ここ35年あまり進歩がないという指摘がされています[11]。今後，鎮痛薬物の開発については緻密な臨床研究の蓄積が必要です。

近年，急性疼痛に対してよく使われているNSAIDsが他の鎮痛薬より優れているというエビデンスは確認出来ないと結論づけられています[12]。いま，鎮痛薬剤の優劣に関する優れたエビデンスの創出が求められています。

(2) リスクについて

腰痛診療ガイドラインで鎮痛薬物療法の第1選択とされているアセトアミノフェンが，疼痛や苦痛のみならず喜びの感情も抑制してしまうという警告が出されています[13]。アセトアミノフェンを第1選択にしてよいかどうかという点については疑問9-2に記します。

鎮痛薬物を服用する際の問題点として，高齢者では腎機能の障害のリスクがあります。『薬剤性腎障害診療ガイドライン』では，腎臓専門医施設における入院患者の約1％が薬剤性です。そのうちの36.5％が非回復であることが述べられています。非回復の症例の内訳はNSAIDsが25.1％，抗腫瘍薬が18％，抗菌薬が17.5％，造影剤が5.7％です[14]。この記載から，いかにNSAIDsが深刻な腎障害を起こすリスクが高いかがわかります。

以前から問題になっている消炎鎮痛薬のリスクについては，不整脈リスクを上昇させるということも報告されています[15]。

鎮痛薬の常用が難聴発症と関係している可能性も指摘されています[16]。

リスクという観点に焦点を当てた研究をみると，膝OA患者の使用するNSAIDsの大部分（ジクロフェナク，イブプロフェン，メロキシカム，セレコキシブ，ロフェコキシブ）で静脈血栓塞栓症のリスクが上昇することが報告されています[17]。

NICE（National Institute for Health and Care Excellence）ガイドラインの薬物療法の項目では，年齢を含む個人的リスクを評価することを奨めています。また，経口NSAIDsの処方では，リスク因子の監視，そして胃腸保護処置を考慮するように求めています。さらに，アセトアミノフェン単独処方を避け，他の治療薬との併用が推奨されています[18]。

リスクについて続けます。近年，ベンゾジアゼピン系薬剤の使用経験群は，使

用なし群に比べて認知症発症リスクがオッズ比で約3倍，非血管性認知症に限れば約4倍になると報告されています[19]。また，ベンゾジアゼピン系薬剤は骨盤や大腿骨の骨折リスクをオッズ比で約2倍増大するという報告もあります[20]。ベンゾジアゼピン系薬剤は，広く疼痛に使われていますが，その処方にあたっては，患者の慎重な評価と経過観察が必要です。

　慢性の非癌性疼痛に対する長時間作用型オピオイド処方をめぐる問題が，いま，真剣に検討されています。例えば，長時間作用型オピオイドは，鎮痙薬や環状抗うつ薬に比べ，死亡リスクが増すという報告があります[21]。これらは長時間作用型オピオイドを処方する際には留意すべき事項です。

　作業関連の運動器の疼痛についてみてみます。それによれば，慢性疼痛とそれに関連する健康問題の増加は，働き盛りの労働人口減少と関連しているという報告があります。そのなかで，男性では，その事実が鎮痛薬の使用の増加と関連していると指摘されています[22]。同じように，慢性疼痛と労働者の健康，薬物摂取状況，障害補償制度の機能との関係に重大な相関が指摘されています[23]。慢性疼痛に対する薬物依存がいかに深刻な問題を引き起こしているかがこれらの文献からわかります。

　坐骨神経痛に代表される神経根性疼痛に対するNSAIDsの有効性については以前から疑問視されていました。最近，神経根性疼痛に対するNSAIDsの有効性は低いという論文が出ています。この問題を検討する際の落とし穴は，有効性の検証が非神経根性疼痛のアウトカムを当てはめて解釈していることにあります[24, 25]。

　最近，PRESION Studyというcelebrexに対する大規模な研究が発表されています。それによれば，celebrexは，従来のNSAIDsと比較して，心血管リスクを上昇させると結論づけられています。また，消化器，腎の副作用発現率は，celebrexのほうが低いともされています[26]。一方，この研究の解釈に多くの問題があることも指摘されています。その根拠は追跡調査率の低さ，患者選択基準の問題などです[27]。

　近年，神経障害性疼痛に広く用いられているプレガバリンについても注目すべき論文が発表されました。プレガバリンが坐骨神経痛に対して無効であるとの報告です[28]。ただ，この結論に対しては，方法論的に限界があり，決定的な結論とはまだ言えないとする指摘もあります。それによれば，約80％が急性の患者が対象であり，神経障害性疼痛の特徴が22～34％の症例にしかみられないことをその理由にしています[29]。それでは，慢性の患者ではその有効性はどうかということが問題になります。今後の研究の推進が求められます。

鎮痛薬物療法は，腰痛の治療手段として有効だが，いま，再検討を迫られている。

●文　献

1) Hampton T : Cannabislike drugs may hold key to treating pain while bypassing the brain. JAMA 300 : 1987, 2008.
2) Anand U, Otto WR, Sanchez-Herrera D, et al : Cannabinoid receptor CB2 localisation and agonist-mediated inhibition of capsaicin responses in human sensory neurons. Pain 138 : 667-680, 2008.
3) Wilkens P, Scheel IB, Grundnes O, et al : Effect of glucosamine on pain-related disability in patients with chronic low back pain and degenerative lumbar osteoarthritis : a randomized controlled trial. JAMA 304 : 45-52, 2010.
4) Buchbinder R : Topical NSAIDs provide effective relief of acute musculoskeletal pain compared to placebo, with no increase in risk of adverse effects. Evid Based Med 15 : 177-178, 2010.
5) Kuijpers T, van Middelkoop M, Rubinstein SM, et al : A systematic review on the effectiveness of pharmacological interventions for chronic non-specific low-back pain. Eur Spine J 20 : 40-50, 2011.
6) White AP, Arnold PM, Norvell DC, et al : Pharmacologic management of chronic low back pain : synthesis of the evidence. Spine 36(21 Suppl): S131- S143, 2011.
7) Pinto RZ, Maher CG, Ferreira ML, et al : Drugs for relief of pain in patients with sciatica : systematic review and meta-analysis. BMJ 344 : e497, 2012.
8) Jiang W, Velazquez EJ, Kuchibhatla M, et al : Effect of escitalopram on mental stress-induced myocardial ischemia : results of the REMIT trial. JAMA 309 : 2139-2149, 2013.
9) Ashworth J, Green DJ, Dunn KM, et al : Opioid use among low back pain patients in primary care : Is opioid prescription associated with disability at 6-month follow-up? Pain 154 : 1038-1044, 2013.
10) Chaparro LE, Furlan AD, Deshpande A, et al : Opioids compared with placebo or other treatments for chronic low back pain : an update of the Cochrane Review. Spine 39 : 556-563, 2014.
11) Kissin I : Scientometric assessment of drugs for chronic pain, 1979-2013 : rapid growth of publications, paucity of successful drugs. J Pain Res 7 : 505-514, 2014.
12) Jones P, Dalziel SR, Lamdin R, et al : Oral non-steroidal anti-inflammatory drugs versus other oral analgesic agents for acute soft tissue injury. Cochrane Database Syst Rev(7)CD007789, 2015.
13) Durso GR, Luttrell A, Way BM, et al : Over-the-Counter Relief From Pains and Pleasures Alike : Acetaminophen Blunts Evaluation Sensitivity to Both Negative and Positive Stimuli. Psychol Sci 26 : 750-758, 2015.
14) 薬剤性腎障害の診療ガイドライン作成委員会：薬剤性腎障害診療ガイドライン2016．日腎会誌 58：477-555, 2016.
15) Schmidt M, Christiansen CF, Mehnert F, et al : Non-steroidal anti-inflammatory drug use and risk of atrial fibrillation or flutter : population based case-control study. BMJ 343 : d3450, 2011.
16) Curhan SG, Eavey R, Shargorodsky J, et al : Analgesic use and the risk of hearing loss in men. Am J Med 123 : 231-237, 2010.
17) Lee T, Lu N, Felson DT, et al : Use of non-steroidal anti-inflammatory drugs correlates with the risk of venous thromboembolism in knee osteoarthritis patients : a UK population-based case-control study. Rheumatology 55 : 1099-1105, 2016.
18) Non-specific low back pain and sciatica : management. NICE guideline : short version Draft for consultation, March 2016.
19) Gallacher J, Elwood P, Pickering J, et al : Benzodiazepine use and risk of dementia : evidence from the Caerphilly Prospective Study (CaPS). J Epidemiol Community Health 66 : 869-873, 2012.

20) Requena G, Huerta C, Gardarsdottir H, et al : Hip/femur fractures associated with the use of benzodiazepines (anxiolytics, hypnotics and related drugs): a methodological approach to assess consistencies across databases from the PROTECT-EU project. Pharmacoepidemiol Drug Saf 25 (Suppl 1): 66-78, 2016.

21) Ray WA, Chung CP, Murray KT, et al : Prescription of Long-Acting Opioids and Mortality in Patients With Chronic Noncancer Pain. JAMA 315 : 2415-2423, 2016.

22) Krueger AB : Where Have All the Workers Gone? 60th Economic Conference, 2016. https://www.bostonfed.org/-/media/Documents/economic/conf/great-recovery-2016/krueger-presentation.pdf

23) VerBruggen R : Out of Work and Taking Pain Pills. National Review 2016. http://www.nationalreview.com/article/440940/non-working-men-painkillers-problem-america

24) Chou R, Deyo R, Friedly J, et al : Noninvasive Treatments for Low Back Pain. Comparative Effectiveness Reviews, No. 169, Agency for Healthcare Research and Quality, 2016.

25) AHRQ, Noninvasive Treatments for Low Back Pain : Current State of the Evidence, 2016. https://ahrq-ehc-application.s3.amazonaws.com/media/pdf/back-pain-treatment_clinician.pdf

26) Nissen SE : Cardiovascular Safety of Celecoxib, Naproxen, or Ibuprofen for Arthritis. N Engl J Med 376 : 1390, 2017.

27) FitzGerald GA : Imprecision : Limitations to Interpretation of a Large Randomized Clinical Trial. Circulation 135 : 113-115, 2017.

28) Mathieson S, Maher CG, McLachlan AJ, et al : Trial of Pregabalin for Acute and Chronic Sciatica. N Engl J Med 376 : 1111-1120, 2017.

29) Attal N, Barrot M : Is Pregabalin Ineffective in Acute or Chronic Sciatica? N Engl J Med 376 : 1169-1170, 2017.

疑問 9-2 アセトアミノフェン第1選択に疑問はないのか？

既に述べたように各国の腰痛診療ガイドラインでは，腰痛治療での薬剤の第1選択として，アセトアミノフェンが推奨されています。最近，アセトアミノフェンを例外なく第1選択として推薦することについて再考する必要があるのではないかという論文が発表されました[1]。その根拠は，推奨に値する利点が認められないというのです。

これに対して，アセトアミノフェンが推奨される根拠は，ガイドライン作成委員会のコンセンサスと相対的な安全性の高さにあるので，ガイドラインの内容を1件の研究で変更すべきではないという反論が出されています[2]。

アセトアミノフェンが有効でないとしたら，高齢患者にはどうすればよいのかという疑問があります。その場合，NSAIDsを処方するのか，あるいは，オピオイドを処方するのか，選択に迷います[3]。

その後も，アセトアミノフェン第1選択に対する疑問が呈されています。例えば，アセトアミノフェンの過剰使用（過重投与／重複使用）は致命的となる可能性があるというのです[4]。疑問9-1でも紹介したように，アセトアミノフェンは，疼痛や苦痛のみならず，喜びの感情も抑制してしまうという問題もあります[5]。

別の報告では，アセトアミノフェンは腰痛に無効，変形性関節症では最小限の短期的効果しかないという報告もあります[6]。アセトアミノフェンの推奨は止めるべきという報告すらあります[7]。今後，アセトアミノフェン第1選択の推奨が妥当かどうか，緻密な臨床研究の蓄積が必要です。

A 従来，鎮痛薬物療法で第1選択とされてきたアセトアミノフェンに，見直しの必要性が指摘されている。

●文献

1) Williams CM, Maher CG, Latimer J, et al : Efficacy of paracetamol for acute low-back pain : a double-blind, randomised controlled trial. Lancet 384 : 1586-1596, 2014.
2) Koes BW, Enthoven WT : Do patients with acute low-back pain need paracetamol? Lancet 384 : 1556-1557, 2014.
3) Enthoven WT, Scheele J, Bierma-Zeinstra SM, et al : Analgesic use in older adults with back pain : the BACE study. Pain Med 15 : 1704-1714, 2014.
4) Consumer Reports : The dangers of painkillers : A Special report July, 2014.
   http://www.consumerreports.org/cro/magazine/2014/09/the-dangers-of-painkillers/index.htm
5) Durso GR, Luttrell A, Way BM : Over-the-Counter Relief From Pains and Pleasures Alike : Acetaminophen Blunts Evaluation Sensitivity to Both Negative and Positive Stimuli. Psychol Sci 26 : 750-758, 2015.

6) Machado GC, Maher CG, Ferreira PH : Efficacy and safety of paracetamol for spinal pain and osteoarthritis : systematic review and meta-analysis of randomised placebo controlled trials. BMJ 350 : h1225, 2015.
7) Ferreira ML : Using paracetamol for low back pain does more harm than good. April1, 2015. http://theconversation.com/using-paracetamol-for-low-back-pain-does-more-harm-than-good-39576

疑問 9-3　鎮痛薬の併用は有効か？

　鎮痛薬は，時に併用して処方することがあります。この場合，鎮痛薬物の併用は，単剤処方より効果が増すのか，あるいは，副作用が軽減できるのかといった疑問があります。これらの疑問を含めて，文献をみてみます。

　単一の薬剤で慢性腰痛を抑制できない場合には，併用処方が推奨されています[1]。この場合，胃腸や腎障害を有する症例では，NSAIDsより弱オピオイドとアセトアミノフェン併用のほうが良いと結論づけられています。

　別の報告です。診療ガイドラインでは，NSAIDsを継続使用し，増悪時に弱オピオイドのような鎮痛薬の使用を推奨していると紹介されています[2]。

　近年の報告です。慢性腰痛では，抗神経障害薬，抗侵害受容薬などの併用療法は，単剤療法より副作用抑制の点でより効果的であると結論づけています[3]。そして，併用療法は，単剤療法より優れた鎮痛効果と少ない副作用をもたらす可能性があることを示唆しています。

　いずれにしても，最高の組み合わせの探求に橋渡し研究の方法の改善が必要です[4]。

　最近，服用する側にも問題があることが指摘されています。まず，飲酒者の4割超が，アルコールとの相互作用のある処方薬を服用しているという報告があります[5]。しかも，65歳以上では相互作用のある可能性がある医薬品の使用者が約8割を占めているというのです。降圧薬，抗うつ薬などの精神神経薬，鎮痛薬の処方です。高齢者の心身の機能を考えると，キュア(cure)よりもケア(care)を重視して鎮痛の治療体系を考える必要がありそうです。

　別の報告です。5割以上の薬剤処方が，65歳以上で39％を占めているという報告があります[6]。その他に，ベンゾジアゼピン系薬とオピオイド鎮痛薬の同時処方における過剰投与による死亡率は，オピオイド鎮痛薬単独処方の約10倍もあるとの報告があります[7]。今後，鎮痛薬併用に関するガイダンスが早急に必要です。

鎮痛薬物の併用については，まだ十分には研究されておらず，エビデンスが乏しい。

●文　献

1) Van Schoor J : A review of weak opioids used in combination with other analgesics to treat low back pain. SAPJ 79 : 10-12, 2012.

2) Pergolizzi JV Jr, van de Laar M, Langford R, et al : Tramadol/paracetamol fixed-dose combination in the treatment of moderate to severe pain. J Pain Res 5 : 327-346, 2012.

3) Romanò CL, Romanò D, Lacerenza M : Antineuropathic and antinociceptive drugs combination in patients with chronic low back pain : a systematic review. Pain Res Treat 2012 : 154781, 2012.

4) Gilron I, Jensen TS, Dickenson AH : Combination pharmacotherapy for management of chronic pain : from bench to bedside. Lancet Neurol 12 : 1084-1095, 2013.

5) Breslow RA, Dong C, White A : Prevalence of alcohol-interactive prescription medication use among current drinkers : United States, 1999 to 2010. Alcohol Clin Exp Res 39 : 371-379, 2015.

6) Kantor ED, Rehm CD, Haas JS, et al : Trends in Prescription Drug Use Among Adults in the United States From 1999-2012. JAMA 314 : 1818-1831, 2015.

7) Dasgupta N, Funk MJ, Proescholdbell S, et al : Cohort Study of the Impact of High-Dose Opioid Analgesics on Overdose Mortality. Pain Med 17 : 85-98, 2016.

疑問 9-4　オピオイドの可能性と課題は何か？

(1) 海外での使用状況はどうなっているのか？　－処方箋の急増と対策－

　海外でのオピオイド使用状況についてみてみます。主に米国からの報告です。米国でのオピオイドの使用状況は深刻な状態に陥っています。さまざまな原因が挙げられており，その対策が急がれています（**表1**）[1~27, 54]。

　これらの報告をみると，オピオイドによる死亡が，近年，米国では急増していることがわかります。その理由は**表1**に示すような米国と欧州でのオピオイドの処方の差異にあります。欧州ではそれほど急増もしていませんし，多くもありません。

　米国と欧州の処方率の差異は何に起因するのかを検討した論文があります[12]。それによれば，米国は消費者主義とも言うべき状態でオピオイドが商品化されています。また，医療用ヘロインの価格が高いという現実があります。一方，欧州では公的医療制度が普及して医師による処方に歯止めがかかっています。また，欧州ではオピオイド代替薬の提供が行われています。このように，医療保険制度や社会背景が処方率の差異の原因になっています。このような差異にも，国による文化や医療保険制度が大きく影響しています。

　ただ，近年，**表1**に述べるようにオピオイドの処方率が減少しています。米国では，いま，さらに一層の対策が進められています。

　我が国では，医療保険制度，アヘン戦争が我が国に与えた影響，そして戦後の薬物蔓延の記憶が，この問題に対する重要な防波堤になることでしょう。同時に，処方する医師にこの問題に関する一層の研鑽が求められます。

(2) 医師のジレンマ

　アセトアミノフェンを第1選択とした処方に疑義が呈されているいま，一方では，オピオイドの処方率が米国内では激増して社会問題となっています。このような事実を考えると，医師が鎮痛薬物療法を考慮する場合，ジレンマに陥ります。医師のジレンマの内容を，以下に紹介します。

　医療現場では，高齢者でアセトアミノフェン無効例に対する選択肢は多くありません[28]。しかも，60歳以上のオピオイド服用患者における骨折リスクの28%増大にオピオイドが関連しているという報告もあります[29]。その一方で，米国老年医学会では高齢者の持続性疼痛に対する第1選択はアセトアミノフェンという勧告があります。その理由は，生命に関わる出血リスクを考慮して，NSAIDsを使わないことを推奨しているからです。

　患者がオピオイドの処方を望んでいる場合，患者の期待に沿わないと，患者が

表1　海外でのオピオイドの使用状況―処方率の急増と対策―

報告内容	文献
・処方オピオイドの過剰摂取率が上昇し続けている（米国） 　→処方薬の誤用による死亡と入院が多発	Coben JH, et al : Am J Prev Med 38 : 517-524, 2010[1]
・処方を受けた薬剤との併用によるオピオイドの過剰摂取が比較的多い	Dhalla IA, et al : CMAJ 181 : 891-896, 2009[2] Dunn KM, et al : Ann Intern Med 152 : 85-92, 2010[3]
・オピオイドと画像検査の過剰使用	Ivanova JI, et al : Spine J 11 : 622-632, 2011[4]
・オピオイド依存性乳児が増加	Patrick SW, et al : JAMA 307 : 1934-1940, 2012[5]
・医療用オピオイド剤の販売率が11年間で300％増加	Centers for Disease Control and Prevention : MMWR 62 : 537-542, 2013[6]
・薬剤過量投与による死亡者数が11年間で300％増加	CDC Newsroom, 2013[7]
・背部痛で受診した患者の約3割にガイドラインが推奨している量を超えてオピオイドが処方されている	Mafi JN, et al : JAMA Intern Med 173 : 1573-1581, 2013[8] Salt E, et al : Orthop Nurs 35 : 214-221, 2016[9]
・医療用オピオイドの広範な使用、誤用、乱用、過剰摂取、死亡の可能性が上昇（1つ以上の危険因子を有する人が過量摂取死の55％を占めている→より慎重な処方とモニタリングにより予防できる可能性）	Gwira Baumblatt JA, et al : JAMA Intern Med 174 : 796-801, 2014[10]
・オピオイド乱用に対する制御が進歩	Dart RC, et al : N Engl J Med 372 : 241-248, 2015[11]
・米国と欧州における乱用に差異 　・米国：消費者主義（商品化）、高価なヘロイン→欧州：公的医療制度、オピオイド代替薬への提供への切り替え	van Amsterdam J, et al : Curr Drug Abuse Rev 8 : 3-14, 2015[12]
・プライマリケアでオピオイドの処方の頻度が高い（米国） 　補完代替療法が候補だが、貧困地域では機会がない	Burke A, et al : PLoS One 10 : e0129336, 2015[13]
・オピオイド長期使用の多くがベンゾジアゼピンを使用 　・アルコール以外の薬剤との併用（ベンゾジアゼピン、催眠剤、オピオイド、抗うつ薬）が自動車事故と高い関連 　・向精神薬とアルコールが最も危険	Gjerde H, et al : Forensic Sci Rev 27 : 89-113, 2015[14]
・少数の医師が大量のオピオイドを処方	Paulozzi LJ, et al : MMWR Surveill Summ 64 : 1-14, 2015[15]
・米国では2億5千万錠のオピオイド錠剤を消費し、カナダ（2番めの消費量）の2倍	Dyer O : BMJ 352 : i1144, 2016[16]
・米国ではオピオイドの乱用が深刻（半分以上が乱用）：38％がヘロイン依存、28％がオピオイド依存が深刻	Firth J, et al : The Henry J. Kaiser Family Foundation Apr 28, 2016[17]
・疼痛を有してオピオイドを処方された患者の20％は立ち去り（米国,CDCのガイドライン）：14.6％、筋骨格系の疼痛有病率（成人）:4.3％、日常的な疼痛有病率：11.2％	Dowell D, et al : MMWR Recomm Rep 65 : 1-49, 2016[18]
・鎮痛薬の過剰摂取による入院が、低年齢層で2倍増	Gaither JR, et al : JAMA Pediatr 170 : 1195-1201, 2016[19]
・小児・青年のオピオイド処方が増加（米国）：成人に対する処方の増加は、小児でのオピオイド中毒と関連（オピオイド処方や売り上げの増加と成人の乱用や過量摂取と強い関連）	Groenewald CB, et al : Pain 157 : 1021-1027, 2016[20]
・ポルトガルでは、活動性の慢性腰痛の有病率は、他の先進工業国と同様	Gouveia N, et al : Rheumatol Int 36 : 183-197, 2016[21] Gouveia N, et al : Pain Pract 17 : 353-365, 2017[22]
・オピオイドの処方は、米国と比較して極めて低値 ・急性/慢性腰痛に処方されるオピオイドは、過去3～4年でわずかに減少（8～25％）	Rice C : Athena Insight, 2016[23] Goodnough A, et al : New York Times May 20, 2016[24]
・薬物の過剰摂取による死亡は、自動車事故による死亡の約1.5倍	Rudd RA, et al : MMWR Morb Mortal Wkly Rep 64 : 1378-1382, 2016[25]
・気分障害、特にうつ病を伴う慢性腰痛患者はオピオイドを過度に服用しやすい（∵長期投与に移行しやすい）	Halbert BT, et al : Pain 157 : 2452-2457, 2016[26]
・オピオイドの処方数に州や地域で大きな差異（ニューイングランド北部、中・最南部などで処方数が多い）	Nolan D, et al : 60th Economic Conference, 2016[27]
・米国の29の州/地域の稼働検事総長がFDAに対してZohydro（アセトアミノフェンを配合剤として含まない純粋なオピオイドヒドロコドンの特効性徐放製剤）の承認取り消しを嘆願：背景に電話処方、処方箋の使い回しの問題	Bondi PJ, et al : A communication from the chief legal officers of the following states and territories, Dec 13, 2013[54]

不満を覚え，患者不満足に直結します[30]。患者の期待に沿わないことが，患者不満足と相関するというのです。事実，慢性疼痛患者は，オピオイド処方を期待して受診します[31]。

医師は，オピオイドの使用を減らそうと思っても，なかなか患者が応じてくれないのが現実のようです。例えば，肥満治療手術後もオピオイドの使用率や用量は減少しないという報告があります[32]。また，オピオイドの使用継続には，患者，医師の双方に理由があると報告している研究もあります[33]。それによれば，患者はオピオイドの使用を止めるには不安があり，一方，医師は止めさせるのに費やす時間の長さ，あるいは，上手く患者を納得させるスキルの不足がその理由として挙げられています。

近年，慢性疼痛に対する代替的な治療手段の欠如がオピオイド多用の理由ではないかという報告があります。医師にとって，その他の治療を提案・実施することと比較して，オピオイドの処方は簡単で楽だからです。また，オピオイド危機に関する偏った報道が治療を困難にしている可能性も指摘されています[34]。

一方で，患者側の事情は深刻です。例えば，慢性疼痛のためオピオイドを服用している患者の25％は，オピオイドを誤用，または乱用しているという事実があります[35]。医師側にも問題があります。医師のごく一部が，オピオイドの処方の大部分を占めているという事実があります[36]。このような報告の存在を考えると，処方習慣を変えさせるのは困難と言わざるを得ません。

他方で，製薬会社にも問題があります。それによれば，オピオイドの製造会社は，オピオイド使用制限に対抗するために何億ドルも支出しているというのです[37]。このような事情を考慮すると，医師の患者選択，あるいは，薬剤に対する十分な技量がこの問題を解決するうえで大切です。

オピオイドの処方については，一方でより効果的に疼痛に対処することを求める公的機関の要望があります。それは，薬剤の流用や悪用などの防止です。そのために，公的機関は，オピオイドの使用状況の正確な記録を医師に要求します。他方，製薬メーカーの積極的な広報活動が，結果的に，患者の過剰な，あるいは非現実的な期待を生んでいる可能性が否定できません。そのような事情に挟まれた医師は，処方しても批判され，処方しなくても批判されるというジレンマに陥っています（図1）。

（3）患者選択の重要性

米国内におけるオピオイドの乱用問題を考えると，患者選択がいかに重要であるかがわかります。この患者選択に関する米国における近年の報告をみてみます。

まず，慢性疼痛患者はオピオイド処方を期待しているという報告がありま

図1 医師のジレンマ

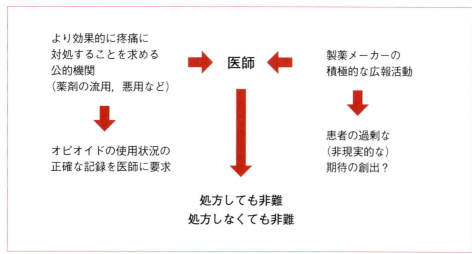

す[38]。別の論文では，麻薬の売人は，ペインクリニックを受診してオピオイドを入手しているので，医師，薬剤師などの医療従事者の教育が必要であると提唱しています[39, 40]。また，少数の患者が，ドクターショッピングをすることにより，大量の薬剤を違法に入手し，流用している問題点を指摘している報告もあります[41]。

医師が注意することが重要であることを指摘している論文があります。それによれば，救急医はかなり正確にドクターショッピングを見分けています[42]。名指しでの薬剤要求，同一症状で度々の受診，あるいは，疑わしい病歴，さらには，不釣り合いな客観的指標と症状といった項目が，ドクターショッピングを見分ける際に役に立つとしています。別の報告では，ドクターショッピングをする患者には特徴があるとしています[43]。それによれば，非麻薬性鎮痛薬に対するアレルギー申告，名指しでの特定のオピオイドの要求，あるいは，特定の症状での受診です。

このような米国での深刻な現状を考えると，これらの状況に歯止めをかけるのに医師の経験と勘が重要であることがわかります。ただ，この患者選択を考える際に問題になるのが，ドクターショッピング，あるいは，ドラッグシーキングの定義が不統一なことです。この用語の定義の不統一が，研究に混乱を来しています。

(4) オピオイド処方の問題点／課題は何か？ －エビデンス不足－

オピオイド処方の問題点や課題について，主に米国からの報告に基づいて考えてみます。結論から言えば，オピオイドの有効性のエビデンスが不足しています。そのことが，乱用，あるいは，死亡を含む合併症の問題が深刻になっている

表2 オピオイド処方の問題点/課題 —気がかりなエビデンス不足—

報告内容	文献
・慢性非癌性疼痛に対する長期オピオイド治療について、エビデンスが提示されていない	Noble M, et al : Cochrane Database Syst Rev (1) : CD006605, 2010[44]
・慢性疼痛に対する長期オピオイドによる治療は回復を低下させる可能性	Sjogren P, et al : Clin J Pain 26 : 763-769, 2010[45]
・慢性疼痛に対するオピオイド処方で死者が急増（米国、カナダ）	Dhalla IA, et al : BMJ 343 : d5142, 2011[46]
・ERでのオピオイド処方に不可解なパターン ・教育水準に走るのか。原因は？	Platts-Mills TF, et al : Pain 153 : 967-973, 2012[47]
・長期的なオピオイド症状により複数の器官に問題発生の可能性（便秘、睡眠時呼吸障害、骨折、視床下部下垂体副腎調節障害、過量投与）	Baldini A, et al : Prim Care Companion CNS Disord 14 : pii : PCC.11m01326, 2012[48]
・オピオイドの服用に伴う有害作用は、医療費を増加（受診、薬剤処方）	Anastassopoulos KP, et al : J Manag Care Pharm 18 : 615-626, 2012[49]
・オピオイド剤が背部の疼痛と機能に短期的には有効な可能性あり ・オピオイドへの長期投与に対する有効性に対するエビデンスは乏しい	Chaparro LE, et al : Cochrane Database Syst Rev (8) : CD004959, 2013[50]
・長期のオピオイド使用患者の疼痛の特徴（原因不明、ADL上の障害あり、高度なうつ病・不安が存在、有効な治療がない、疼痛コントロール不良）	Von Korff MR : Best Pract Res Clin Rheumatol 27 : 663-672, 2013[51]
・長期のオピオイド使用に関しての見直しの気運	Catan T, et al : The Wall Street Journal, Dec 17, 2012[52]
・長期オピオイド治療が、十分な疼痛コントロール、機能改善、QOLの向上をもたらさない	Franklin GM : Neurology 83 : 1277-1284, 2014[53]
・FDAのZohydro（アセトアミノフェンを配合剤として含まない純粋なオピオイドヒドロコドンの持効性徐放製剤）承認に対する議会、検察からの激しい反対（理由：オピオイド過量摂取の蔓延の深刻化） ↓ FDAと保健福祉省は拒否	Bondi PJ, et al : A communication from the chief legal officers of the following states and territories. Dec 13, 2013[54] A Communication from the Chief Legal Officers of the Following States and Territories : Connecticut * District of Columbia * Hawaii * Idaho. Indiana * Iowa * Kentucky * Massachusetts * Mississippi New Hampshire * New York * Northern Mariana Islands Pennsylvania * Rhode Island. State Attorneys General. April 2, 2015[55] Hamburg MA : The way forward on opioid abuse : A call to action for science-based, comprehensive strategies. FDA Voice, April 29, 2014[56]
・マサチューセッツ州はZohydroの処方禁止を試みた非常事態を宣言	Patrick D : Governor Patrick declares public health emergency, announces actions to address opioid addiction epidemic. March 27, 2014[57]
・オピオイドはプラセボと比較して、慢性疼痛には短期では有効、長期では立証が未確立	Chaparro LE, et al : Spine 39 : 556-563, 2014[58]
・RCTでは、オピオイドは安全で有効な長期療法であることは未証明	Chou R, et al : Ann Intern Med 162 : 276-286, 2015[59]
・カナダのオピオイド処方はEUの2～3倍 ・オピオイドの慢性腰痛への効果は短期、機能への有益性、長期の効果・安全性は不明	Deyo RA, et al : BMJ 350 : g6380, 2015[60]
・オピオイドは急性疼痛にこそ慎重に使用すべき	Nelson LS, et al : JAMA 314 : 1453-1454, 2015[61]
・長期使用で長期的な疼痛緩和がもたらされるというエビデンスはない	Case A, et al : Proc Natl Acad Sci USA 112 : 15078-15083, 2015[62] Schoene ML : The BackLetter 31 : 37-43, 2016[63]
・慢性腰痛では、ガイドラインでの推奨量では臨床的に意義のある効果はなし ・長期での効果のエビデンスは不足	Shaheed CA, et al : JAMA Intern Med 176 : 958-968, 2016[64]
・処方オピオイド、医療用ヘロイン過量投与による死亡者数は増加（年間3万人近く）	American Society of Addiction Medicine : Opioid Addiction, 2016[65]
・慢性疼痛患者の1/4が当初のオピオイド処方と異なった適応で使用	Callinan CE, et al : J Pain 18 : 360-365, 2017[66]

表3 オピオイド処方のエキ ―最近の報告―

報告内容	文献
・1日あたりモルヒネ当量（MED）120mg超のオピオイドを処方する前に、疼痛専門医の受診を義務化（ワシントン州）	Goodnough A：New York Times, January 5, 2011[67]
・慢性疼痛の場合、麻薬は最後の手段とすべき	Centers for Disease Control and Prevention：CDC Newsroom, November 1, 2011[68]
・麻酔パッチ（リドカインなど）がプラセボ鎮痛作用の誘発に有効	Hashmi JA, et al：Mol Pain 8：29, 2012[69]
・運動器の慢性疼痛の管理に、遠隔医療が有効（オピオイドの使用を最小限に抑制）→課題：患者説明は？費用請求は？	Kroenke K, et al：JAMA 312：240-248, 2014[70]
米国神経学会の声明： ・慢性背部痛、線維筋痛症、および頭痛に対するオピオイドのルーチン処方は避けるべきである ・オピオイドを処方する際には、以下のベストプラクティスは使用すること（うつ病に関するスクリーニングを行う、併用薬として催眠鎮静薬やベンゾジアゼピン系薬を処方しない、疼痛と機能を追跡し、忍容性および有効性を評価するなど）	Franklin GM：Neurology 83：1277-1284, 2014[71]
・ペインクリニックの取り締まり（医療提供者が自分の診療所から処方オピオイドを調剤することの禁止）により処方は1/4に減少、死亡が半減	Frieden T：CDC Newsroom, July 1, 2014[72]
・オピオイド死亡率は、マリファナの医療使用を認めない州よりも使用を認めた州の方が約25%低い　マリファナでオピオイド過剰摂取のリスクを減らすことが可能	Bachhuber MA, et al：JAMA Intern Med 174：1668-1673, 2014[73]
・処方薬乱用と医療用ヘロイン使用に対する政府の対策提示：ホワイトハウス声明（オピオイドの適量処方の研修、処方薬乱用と医療用ヘロイン使用への治療充実）	The White House：Office of the Press Secretary For Immediate Release, October 21, 2015[74]
・疼痛は大脳の経験の一部で、それをゼロにするのは多くの場合不可能 ・有効、安全に急性疼痛を管理できる薬物療法や他の治療法（社会・精神・理学療法）を開発する必要	Weiner SG, et al：Ann Emerg Med 63：500-501, 2014[75]
・喫煙者や物質乱用者（薬物/アルコール）の脳のオピオイド鎮痛報酬系は急性オピオイド鎮痛薬の障害を受けやすくなる可能性	Hooten WM, et al：Mayo Clin Proc 90：850-856, 2015[76]
・法律による規制がオピオイド処方の増加を抑制（米国、フロリダ州）	Rutkow L, et al：JAMA Intern Med 175：1642-1649, 2015[77]
・法律による規制と戦略的な施行により、オピオイド中毒を予防、死亡率が低下（米国、フロリダ州）	Kennedy-Hendricks A, et al：Am J Public Health 106：291-297, 2016[78]
・NICEの非特異的腰痛ガイドライン使用で処方しない、NSAIDsが禁忌/無効の場合、弱オピオイドを考慮、パラセタモール単独で処方しない。抗痙攣薬を処方しない ・NSAIDs薬物療法：NSAIDsの臓器毒性や年齢を含む個人的リスクを考慮、パラセタモール、SSRI、SNRI、三環系うつ薬、抗痙攣薬を処方しない *パラセタモールとコデインの併用に相乗効果があるか不明	NICE guideline：short version Draft for consultation, March 2016[79]
・CDCオピオイド処方ガイドライン（抜粋）：急性疼痛には有効最小限、短時間作用型を処方、ベンゾジアゼピンとの使用は回避	Frieden TR, et al：N Engl J Med 374：1501-1504, 2016[80]
・オピオイド使用の際は、非薬物療法と非オピオイド療法を併用すべき ・オピオイド使用障害患者は認知行動療法と合わせてbuprenorphineかmethadoneの薬物療法を補助的に実施すべき	CDC Guideline for Prescribing Opioids for Chronic Pain-United States, 2016[81]
・オピオイドは、特に慢性腰痛の治療においてまたる役割を担うべきではない	Ballantyne JC, et al：JAMA 315：2459-2460, 2016[82]
・オピオイドの処方は、非薬物療法が奏効しなかった場合の最終手段として投与すべき	Dowell D, et al：MMWR Recomm Rep 65：1-49, 2016[18]
・オピオイド鎮痛薬とベンゾジアゼピン系薬剤の併用は避けるべき	Dowell D, et al：JAMA 315：1624-1645, 2016[83]
・慢性腰痛を有する患者、持続性の症状を有さない患者よりも違法性薬物を使用する可能性が高い	Shmagel A, et al：Spine 41：1372-1377, 2016[84]
・オピオイド処方に際しては、EBMに基づくを、オピオイド使用障害患者のスクリーニングを実施すべき	Murthy VH：Turn the tide：The Surgeon General's call to end the opioid crisis, 2016[85]
・慢性疼痛に対するオピオイド減量は、担当医の指導と自己疼痛管理が有効	Sullivan MD, et al：J Pain 18：308-318, 2017[86]
・CDCガイドライン：慢性疼痛には非オピオイド薬物優先、オピオイドは最小用量で→評価、処方に注意	Houry D, et al：J Safety Res 57：83-84, 2016[87]

一因とも考えられます。疑問9-4-(1)で述べたように，医療保険制度が米国とは異なる我が国では，このような問題が起きることは考えにくいのですが，米国からの報告を他山の石として学ぶ必要があります。近年，多くの論文が発表されているので，ここに一括して提示して紹介します(**表2**)[44〜66]。

これらの報告から言えることは，以下の通りです。まず，医師は鎮痛薬物による治療について，薬剤選択の多様性を確保しておく必要があります。そのためには，オピオイドに対する十分な知識を持ち，処方に工夫を凝らすことが必要です。また，オピオイドの適用やその限界についても，今後，緻密なスタディデザイン(study design)による臨床研究の蓄積が必要です。

(5) オピオイド処方をどう工夫すればよいのか？　−最近の報告−

米国では，深刻なオピオイドの乱用に直面しています。そのため，近年，さまざまな処方の工夫や乱用防止の策が講じられています(**表3**)[18, 67〜87]。

これらの対策により，近年，少しずつオピオイドの処方が減少しています。しかし，他の国々から比べると，まだまだ深刻な状況であることに変わりはありません。これらの工夫が，我が国にとっても，オピオイドの適正使用を徹底する際の参考になると思われます。

監督官庁，支払い側，処方する医師をはじめとする医療スタッフ，3者の努力により，深刻な問題は回避できる。

●文　献

1) Coben JH, Davis SM, Furbee PM, et al : Hospitalizations for poisoning by prescription opioids, sedatives, and tranquilizers. Am J Prev Med 38 : 517-524, 2010.
2) Dhalla IA, Mamdani MM, Sivilotti ML, et al : Prescribing of opioid analgesics and related mortality before and after the introduction of long-acting oxycodone. CMAJ 181 : 891-896, 2009.
3) Dunn KM, Saunders KW, Rutter CM, et al : Opioid prescriptions for chronic pain and overdose : a cohort study. Ann Intern Med 152 : 85-92, 2010.
4) Ivanova JI, Birnbaum HG, Schiller M, et al : Real-world practice patterns, health-care utilization, and costs in patients with low back pain : the long road to guideline-concordant care. Spine J 11 : 622-632, 2011.
5) Patrick SW, Schumacher RE, Benneyworth BD, et al : Neonatal abstinence syndrome and associated health care expenditures : United States, 2000-2009. JAMA 307 : 1934-1940, 2012.
6) Centers for Disease Control and Prevention (CDC): Vital signs : overdoses of prescription opioid pain relievers and other drugs among women − United States, 1999-2010. MMWR Morb Mortal Wkly Rep 62 : 537-542, 2013.
7) CDC Newsroom : Opioids drive continued increase in drug overdose deaths : Drug overdose deaths increase for 11th consecutive year. 2013. https://www.cdc.gov/media/releases/2013/p0220_drug_overdose_deaths.html
8) Mafi JN, McCarthy EP, Davis RB, et al : Worsening trends in the management and treatment of

back pain. JAMA Intern Med 173 : 1573-1581, 2013.

9) Salt E, Gokun Y, Rankin Kerr A, et al : A Description and Comparison of Treatments for Low Back Pain in the United States. Orthop Nurs 35 : 214-221, 2016.

10) Gwira Baumblatt JA, Wiedeman C, Dunn JR, et al : High-risk use by patients prescribed opioids for pain and its role in overdose deaths. JAMA Intern Med 174 : 796-801, 2014.

11) Dart RC, Surratt HL, Cicero TJ, et al : Trends in opioid analgesic abuse and mortality in the United States. N Engl J Med 372 : 241-248, 2015.

12) van Amsterdam J, van den Brink W: The Misuse of Prescription Opioids : A Threat for Europe? Curr Drug Abuse Rev 8 : 3-14, 2015.

13) Burke A, Nahin RL, Stussman BJ : Limited Health Knowledge as a Reason for Non-Use of Four Common Complementary Health Practices. PLoS One 10 : e0129336, 2015.

14) Gjerde H, Strand MC, Mørland J : Driving Under the Influence of Non-Alcohol Drugs − An Update Part I: Epidemiological Studies. Forensic Sci Rev 27 : 89-113, 2015.

15) Paulozzi LJ, Strickler GK, Kreiner PW, et al : Controlled Substance Prescribing Patterns − Prescription Behavior Surveillance System, Eight States, 2013. MMWR Surveill Summ 64 : 1-14, 2015.

16) Dyer O : US governors seek to limit opioid prescribing. BMJ 352 : i1144, 2016.

17) Firth J, Kirzinger A, Brodie M : Kaiser Health Tracking Poll : April 2016. The Henry J. Kaiser Family Foundation, Apr 28, 2016. http://kff.org/report-section/kaiser-health-tracking-poll-april-2016-substance-abuse-and-mental-health/

18) Dowell D, Haegerich TM, Chou R : CDC Guideline for Prescribing Opioids for Chronic Pain - United States, 2016. MMWR Recomm Rep 65 : 1-49, 2016.

19) Gaither JR, Leventhal JM, Ryan SA, et al : National Trends in Hospitalizations for Opioid Poisonings Among Children and Adolescents, 1997 to 2012. JAMA Pediatr 170 : 1195-1201, 2016.

20) Groenewald CB, Rabbitts JA, Gebert JT, et al : Trends in opioid prescriptions among children and adolescents in the United States : a nationally representative study from 1996 to 2012. Pain 157 : 1021-1027, 2016.

21) Gouveia N, Rodrigues A, Eusébio M, et al : Prevalence and social burden of active chronic low back pain in the adult Portuguese population : results from a national survey. Rheumatol Int 36 : 183-197, 2016.

22) Gouveia N, Rodrigues A, Ramiro S, et al : The Use of Analgesic and Other Pain-Relief Drugs to Manage Chronic Low Back Pain : Results from a National Survey. Pain Pract 17 : 353-365, 2017.

23) Rice C : Massachusetts opioid prescription rates are falling. Athena Insight, 2016. https://insight.athenahealth.com/mass-opioid-prescriptions-falling-faster/

24) Goodnough A, Tavernise S : Opioid Prescriptions Drop for First Time in Two Decades. New York Times, May 20, 2016.

25) Rudd RA, Aleshire N, Zibbell JE, et al : Increases in Drug and Opioid Overdose Deaths-United States, 2000-2014. MMWR Morb Mortal Wkly Rep 64 : 1378-1382, 2016.

26) Halbert BT, Davis RB, Wee CC : Disproportionate longer-term opioid use among U.S. adults with mood disorders. Pain 157 : 2452-2457, 2016.

27) Nolan D, Amico C : 60th Economic Conference, 2016.

28) American Geriatrics Society Panel on Pharmacological Management of Persistent Pain in Older Persons : Pharmacological management of persistent pain in older persons. J Am Geriatr Soc 57 : 1331-3446, 2009.

29) Saunders KW, Dunn KM, Merrill JO, et al : Relationship of opioid use and dosage levels to fractures in older chronic pain patients. J Gen Intern Med 25 : 310-315, 2010.

30) Zgierska A, Miller M, Rabago D : Patient satisfaction, prescription drug abuse, and potential unintended consequences. JAMA 307 : 1377-1378, 2012.

31) Wallace AS, Freburger JK, Darter JD, et al : Comfortably numb? Exploring satisfaction with chronic back pain visits. Spine J 9 : 721-728, 2009.

32) Raebel MA, Newcomer SR, Reifler LM, et al : Chronic use of opioid medications before and after bariatric surgery. JAMA 310 : 1369-1376, 2013.

33) Alford DP : Weighing in on opioids for chronic pain : the barriers to change. JAMA 310 : 1351-1352, 2013.

34) National Institutes of Health Executive Summary : Final Report, Pathways to Prevention Workshop : The Role of Opioids in the Treatment of Chronic Pain. September 29-30, 2014. https://prevention.nih.gov/docs/programs/p2p/ODPPainPanelStatementFinal_10-02-14.pdf

35) Ballantyne JC : Assessing the prevalence of opioid misuse, abuse, and addiction in chronic pain. Pain 156 : 567-568, 2015.

36) Sacarny A, Yokum D, Finkelstein A, et al : Medicare Letters To Curb Overprescribing Of Controlled Substances Had No Detectable Effect On Providers. Health Aff 35 : 471-479, 2016.

37) Mulvihill G, Whyte LE, Wieder B : Drugmakers fought state opioid limits amid crisis. AP News, Sep 18, 2016.
http://bigstory.ap.org/article/4d69f4b41cbc475ca42f424524003d21/drugmakers-fought-state-opioid-limits-amid-crisis

38) Wallace AS, Freburger JK, Darter JD, et al : Comfortably numb? Exploring satisfaction with chronic back pain visits. Spine J 9 : 721-728, 2009.

39) Rigg KK, March SJ, Inciardi JA : Prescription Drug Abuse & Diversion : Role of the Pain Clinic. J Drug Issues 40 : 681-702, 2010.

40) Rigg KK, Kurtz SP, Surratt HL : Patterns of prescription medication diversion among drug dealers. Drugs 19 : 144-155, 2012.

41) McDonald DC, Carlson KE : Estimating the prevalence of opioid diversion by "doctor shoppers" in the United States. PLoS One 8 : e69241, 2013.

42) Weiner SG, Griggs CA, Mitchell PM, et al : Clinician impression versus prescription drug monitoring program criteria in the assessment of drug-seeking behavior in the emergency department. Ann Emerg Med 62 : 281-289, 2013.

43) Weiner SG, Griggs CA, Langlois BK, et al : Characteristics of emergency department "doctor shoppers". J Emerg Med 48 : 424-431, 2015.

44) Noble M, Treadwell JR, Tregear SJ, et al : Long-term opioid management for chronic noncancer pain. Cochrane Database Syst Rev(1): CD006605, 2010.

45) Sjøgren P, Grønbæk M, Peuckmann V, et al : A population-based cohort study on chronic pain : the role of opioids. Clin J Pain 26 : 763-739, 2010.

46) Dhalla IA, Persaud N, Juurlink DN : Facing up to the prescription opioid crisis. BMJ 343 : d5142, 2011.

47) Platts-Mills TF, Hunold KM, Bortsov AV, et al : More educated emergency department patients are less likely to receive opioids for acute pain. Pain 153 : 967-973, 2012.

48) Baldini A, Von Korff M, Lin EH : A Review of Potential Adverse Effects of Long-Term Opioid Therapy : A Practitioner's Guide. Prim Care Companion CNS Disord 14 : pii : PCC. 11m01326, 2012.

49) Anastassopoulos KP, Chow W, Tapia CI, et al : Economic study on the impact of side effects in patients taking oxycodone controlled-release for noncancer pain. J Manag Care Pharm 18 : 615-626, 2012.

50) Chaparro LE, Furlan AD, Deshpande A, et al : Opioids compared to placebo or other treatments for chronic low-back pain. Cochrane Database Syst Rev(8): CD004959, 2013.

51) Von Korff MR : Long-term use of opioids for complex chronic pain. Best Pract Res Clin Rheumatol 27 : 663-672, 2013.

52) Catan T, Perez E : A Pain-Drug Champion Has Second Thoughts. The Wall Street Journal, Dec 17, 2012.
https://www.wsj.com/articles/SB10001424127887324478304578173342657044604

53) Franklin GM : American Academy of Neurology : Opioids for chronic noncancer pain : a position

paper of the American Academy of Neurology. Neurology 83 : 1277-1284, 2014.

54) Bondi PJ, et al : A communication from the chief legal officers of the following states and territories. Dec 13, 2013.

55) A Communication from the Chief Legal Officers of the Following States and Territories : Connecticut ＊ District of Columbia ＊ Hawaii ＊ Idaho. Indiana ＊ Iowa ＊ Kentucky ＊ Massachusetts ＊ Mississippi New Hampshire ＊ New York ＊ Northern Mariana Islands Pennsylvania ＊ Rhode Island. State Attorneys General. April 2, 2015.
http://www.ag.ny.gov/pdfs/Final%20Letter%20Re%20Herbal%20Supplements.pdf

56) Hamburg MA : The way forward on opioid abuse : A call to action for science-based, comprehensive strategies. FDA Voice, April 29, 2014.
https://blogs.fda.gov/fdavoice/index.php/2014/04/the-way-forward-on-opioid-abuse-a-call-to-action-for-science-based-comprehensive-strategies-2/

57) Patrick D : Governor Patrick declares public health emergency, announces actions to address opioid addiction epidemic. March 27, 2014.

58) Chaparro LE, Furlan AD, Deshpande A, et al : Opioids compared with placebo or other treatments for chronic low back pain : an update of the Cochrane Review. Spine 39 : 556-563, 2014.

59) Chou R, Turner JA, Devine EB, et al : The effectiveness and risks of long-term opioid therapy for chronic pain : a systematic review for a National Institutes of Health Pathways to Prevention Workshop. Ann Intern Med 162 : 276-286, 2015.

60) Deyo RA, Von Korff M, Duhrkoop D : Opioids for low back pain. BMJ 350 : g6380, 2015.

61) Nelson LS, Juurlink DN, Perrone J : Addressing the Opioid Epidemic. JAMA 314 : 1453-1454, 2015.

62) Case A, Deaton A : Rising morbidity and mortality in midlife among white non-Hispanic Americans in the 21st century. Proc Natl Acad Sci U S A 112 : 15078-15083, 2015.

63) Schoene ML : The BackLetter 31 : 37-43, 2016.

64) Shaheed CA, Maher CG, Williams KA, et al : Efficacy, Tolerability, and Dose-Dependent Effects of Opioid Analgesics for Low Back Pain : A Systematic Review and Meta-analysis. JAMA Intern Med 176 : 958-968, 2016.

65) American Society of Addiction Medicine : Opioid Addiction, 2016.
http://www.asam.org/docs/default-source/advocacy/opioid-addiction-disease-facts-figures.pdf

66) Callinan CE, Neuman MD, Lacy KE, et al : The Initiation of Chronic Opioids : A Survey of Chronic Pain Patients. J Pain 18 : 360-365, 2017.

67) Goodnough A : Prescription Drug Abuse Sends More People to the Hospital. New York Times, January 5, 2011.
www.nytimes.com/2011/01/06/health/06drugs.html?ref=todayspaper

68) Centers for Disease Control and Prevention : CDC Vital Signs : Overdoses of Presciription Opioid Pain Relievers —United States, 1999-2008. CDC Newsroom, November 1, 2011.
www.cdc.gov/media/releases/2011/t1101_prescription_pain_relievers.html

69) Hashmi JA, Baliki MN, Huang L, et al : Lidocaine patch(5%)is no more potent than placebo in treating chronic back pain when tested in a randomised double blind placebo controlled brain imaging study. Mol Pain 8 : 29, 2012.

70) Kroenke K, Krebs EE, Wu J, et al : Telecare collaborative management of chronic pain in primary care : a randomized clinical trial. JAMA 312 : 240-248, 2014.

71) Franklin GM : American Academy of Neurology : Opioids for chronic noncancer pain : a position paper of the American Academy of Neurology. Neurology 83 : 1277-1284, 2014.

72) Frieden T: Press Briefing Transcript, Vital Signs —Presccription Drug Overdose. CDC Newsroom, July 1, 2014.
https://www.cdc.gov/media/releases/2014/t0701-opioid-painkiller.html

73) Bachhuber MA, Saloner B, Cunningham CO, et al : Medical cannabis laws and opioid analgesic overdose mortality in the United States, 1999-2010. JAMA Intern Med 174 : 1668-1673, 2014.

74) The White House : Office of the Press Secretary For Immediate Release. October 21, 2015. FACT SHEET : Obama Administration Announces Public and Private Sector Efforts to Address Prescription Drug Abuse and Heroin Use
https://obamawhitehouse.archives.gov/the-press-office/2015/10/21/fact-sheet-obama-administration-announces-public-and-private-sector

75) Weiner SG, Griggs CA, Feldman JA : In reply. Ann Emerg Med 63 : 500-501, 2014.

76) Hooten WM, St Sauver JL, McGree ME, et al : Incidence and Risk Factors for Progression From Short-term to Episodic or Long-term Opioid Prescribing : A Population-Based Study. Mayo Clin Proc 90 : 850-856, 2015.

77) Rutkow L, Chang HY, Daubresse M, et al : Effect of Florida's Prescription Drug Monitoring Program and Pill Mill Laws on Opioid Prescribing and Use. JAMA Intern Med 175 : 1642-1649, 2015.

78) Kennedy-Hendricks A, Richey M, McGinty EE, et al : Opioid Overdose Deaths and Florida's Crackdown on Pill Mills. Am J Public Health 106 : 291-297, 2016.

79) NICE guideline : short version Draft for consultation,March 2016 : Non-specific low back pain and sciatica : management.
https://www.nice.org.uk/guidance/ng59/documents/short-version-of-draft-guideline

80) Frieden TR, Houry D : Reducing the Risks of Relief–The CDC Opioid-Prescribing Guideline. N Engl J Med 374 : 1501-1504, 2016.

81) CDC Guideline for Prescribing Opioids for Chronic Pain - United States, 2016.
https://www.cdc.gov/injury/pdfs/fundedprograms/response_to_public_comment_cdc_prescribing_guideline-a.pdf

82) Ballantyne JC : Avoiding Opioid Analgesics for Treatment of Chronic Low Back Pain. JAMA 315 : 2459-2460, 2016.

83) Dowell D, Haegerich TM, Chou R : CDC Guideline for Prescribing Opioids for Chronic Pain-United States, 2016. JAMA 315 : 1624-1645, 2016.

84) Shmagel A, Krebs E, Ensrud K, et al : Illicit Substance Use in US Adults With Chronic Low Back Pain. Spine 41 : 1372-1377, 2016.

85) Murthy VH : Turn the tide : The Surgeon General's call to end the opioid crisis. 2016. http://turnthetiderx.org/

86) Sullivan MD, Turner JA, DiLodovico C, et al : Prescription Opioid Taper Support for Outpatients With Chronic Pain : A Randomized Controlled Trial. J Pain 18 : 308-318, 2017.

87) Houry D, Baldwin G : Announcing the CDC guideline for prescribing opioids for chronic pain. J Safety Res 57 : 83-84, 2016.

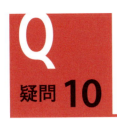

疑問 10　ブロック療法は有効か？

　ブロック療法は即時に鎮痛効果が得られる手技で，世界中で広く行われています。一方で，エビデンスの乏しい硬膜外ブロック，椎間関節ブロック，仙腸関節ブロックなどの脊椎注射が急増しているという警告が出されています[1]。積極的な脊椎へのブロック療法が急激に増えているのです。

　脊椎へのブロック療法の有効性をみてみます。脊椎注射（spinal injections）の有効性はほとんど認められないとの報告があります[2]。

　硬膜外のブロックの際，度々ステロイド注入を併用します。その効果についてはどうでしょうか。報告によれば，慢性の坐骨神経痛には，局麻薬にステロイドを加えても有効性の増強はないということです[3]。硬膜外ステロイドを支持するエビデンスは不十分であるとしている研究もあります[4]。

　神経根ブロックでステロイドを併用しても有効性は変わらないという動物実験での報告もあります[5]。

　腰部脊柱管狭窄の患者に対する適用を検討した研究があります。それによれば，局麻薬単独とステロイド併用で，併用の利点はないと結論づけています[6]。同じような報告があります。それによれば，神経根性疼痛に対する硬膜外ステロイド注入を支持するエビデンスは少ないという結論です[7]。

　脊椎注射に関しては，関連する重篤な有害事象の件数，あるいは安全な注射法を決定するエビデンスがないことを指摘している論文があります[8]。

　以上紹介したように，ブロック療法に関するさまざまな論文からはエビデンスがまだ不十分ということが言えます。

ブロック療法の有効性に，いま，疑問が投げかけられている。

●文献

1) Friedly J, Chan L, Deyo R : Increases in lumbosacral injections in the Medicare population : 1994 to 2001. Spine 32 : 1754-1760, 2007.
2) Kmietowicz Z : President of British Pain Society is forced from office over NICE guidance on low back pain. Br Med J 339 : b3049, 2009.
3) Ng L, Chaudhary N, Sell P : The efficacy of corticosteroids in periradicular infiltration for chronic

radicular pain : a randomized, double-blind, controlled trial. Spine 30 : 857-862, 2005.
4) ASIPP News, AHRQ Technology Assessment Moves to Publication in Annals of Internal medicine : Lack of Scientific Integritym 2015.
5) Tachihara H, Sekiguchi M, Kikuchi S, et al : Do corticosteroids produce additional benefit in nerve root infiltration for lumbar disc herniation? Spine 33 : 743-747, 2008.
6) Friedly JL, Comstock BA, Turner JA, et al : A randomized trial of epidural glucocorticoid injections for spinal stenosis. N Engl J Med 371 : 11-21, 2014.
7) Chou R, Hashimotoet R, Friedly J, et al : Pain Management Injection Therapies for Low Back Pain [Internet]. AHRQ Technology Assessments, Mar 20, 2015.
8) Racoosin JA, Seymour SM, Cascio L, et al : Serious Neurologic Events after Epidural Glucocorticoid Injection--The FDA's Risk Assessment. N Engl J Med 373 : 2299-2301, 2015.

疑問 11　代替療法は有効か？

疑問 11-1　代替療法はどの程度行われているのか？

　代替療法は，我が国に限らず，海外でも非常に人気があり，広く受け入れられています。代替療法の受け入れられ方を，米国の論文からみてみます。

　例えば，1997年の米国での代替療法の現状です[1]。それによれば，腰痛や頚部痛での利用件数は2億件以上で，その種類としては，カイロプラクティック18％，マッサージ9％です。治療内容は，従来の治療法が約31％，代替療法を併用している患者が約44％，代替療法のみの治療が約21％という内訳です。このように，米国では代替療法が広く普及しています。

　別の報告では，代替療法の受診者は高学歴，高収入者が多いという結果が出されています[2]。慢性疼痛を有する多くの人が，医師の治療を受けようとしないという指摘もあります[3]。事実，慢性疼痛を有する人の約半分が医師を，1/4が代替療法を受診しているという結果が報告されています[4]。

　これらの事実から，代替療法の有効性，害，あるいはコストに関して，人々に十分に情報がいきわたっていない現状が窺われます。と同時に，医師は，患者の医療相談に対して，十分な説明，教育，指導をする責任が求められています[5]。

　我が国ではどうでしょうか。日本整形外科学会のプロジェクト事業として行った詳細な結果があります[6]。それによれば，腰痛治療のために訪れた施設として，整体・整骨・接骨院が約50％，地域の整形外科医院が約50％，マッサージ院約20％，鍼灸院約20％，総合病院約20％，かかりつけ医院約10％，大学病院約5％という結果でした。この結果から，我が国でも代替療法が国民から幅広く受け入れられていることが窺われます。

A 代替療法の有効性に，いま，疑問が投げかけられている。ただ，なぜ多くの患者が代替療法を選ぶのかという自らへの問いかけも必要である。

●文　献

1) Wolsko PM, Eisenberg DM, Davis RB, et al：Patterns and perceptions of care for treatment of back and neck pain : results of a national survey. Spine 28 : 292-297, 2003.

2) Eisenberg DM, Kessler RC, Foster C, et al : Unconventional medicine in the United States. Prevalence, costs, and patterns of use. N Engl J Med 328 : 246-252, 1993.

3) Smith BH, Elliott AM : Active self-management of chronic pain in the community. Pain 113 : 249-250, 2005.

4) Blyth FM, March LM, Nicholas MK, et al : Self-management of chronic pain : a population-based study. Pain 113 : 285-292, 2005.

5) Abelson J, Maxwell PH, Maxwell RJ : Do professions have a future? BMJ 315 : 382, 1997.

6) 福原俊一, 鈴鴨よしみ, 森田智視, 他：腰痛に関する全国調査　報告書2003年. 日本整形外科学会プロジェクト事業, 2003.

Q 疑問 11-2　代替療法の有効性はどの程度立証されているのか？

それでは，代替療法はどの程度，その有効性が立証されているのでしょうか。海外の診療ガイドラインでは，代替療法の代表的手技である脊椎マニピュレーションは，急性腰痛の治療手技として推奨されています。

代替療法に対する有効性を検討している論文をみてみます。まず，急性腰痛に対しての価値です。第1選択の治療（動きを保つこと[stay active]，アセトアミノフェン）で回復が遅い場合，ジクロフェナクなどのNSAIDs，徒手整復，あるいはその両者を実施しても回復に関して有意な改善はないとしています[1]。

そもそも，代替療法は本当に効くのかという疑問が呈されている書籍が出版されています[2]。それによれば，代替療法の有効性は，プラセボ効果ではないのかと問いかけています。

別の報告です。いずれの補完代替療法(complementary and alternative medicine, CAM)がプラセボよりも有効である証明は不可能であると結論づけています[3]。

代替療法の代表的な治療手技の一つとして，鍼治療があります。鍼治療は，慢性疼痛の治療として有効であるという報告があります[4]。それに対して，さまざまな批判がなされています。1つは，さまざまな症状を一緒にした検討での評価は妥当と言えるのか，という批判です[5]。もう1つは，いくつものバイアスによって小さな有効性が出てしまうのではないかという批判です[6]。メタ分析(meta-analysis)と無作為対照試験(randomized controlled trial, RCT)を同列に論じられないということがその理由です。

筋膜のトリガーポイントに対する報告も発表されています[7]。それによれば，筋膜のトリガーポイントの圧迫は急性腰痛に有効である可能性があると結論づけています。

これらの批判から言えることは，治療の有効性を論じるには，緻密な研究デザインによる厳密な評価が必要であるということです。

代替療法のエビデンス創出はまだ不十分である。代替療法の有効性についての研究が少ない。緻密な臨床研究を積み重ねることが，いま，求められている。

●文　献

1) Hancock MJ, Maher CG, Latimer J, et al：Assessment of diclofenac or spinal manipulative therapy, or both, in addition to recommended first-line treatment for acute low back pain：a randomised controlled trial. Lancet 370：1638-1643, 2007.

2) サイモン・シン，エツァート・エルンスト，青木 薫 訳：代替医療のトリック．新潮社，2010（原著 2008）．

3) Offit PA：Studying complementary and alternative therapies. JAMA 307：1803-1804, 2012.

4) Vickers AJ, Cronin AM, Maschino AC, et al：Acupuncture for chronic pain：individual patient data meta-analysis. Arch Intern Med 172：1444-1453, 2012.

5) Avins AL：Needling the status quo. Arch Intern Med 172：1454-1455, 2012.

6) Novella S：An acupuncture meta-analysis. Science-Based Medicine. September 12, 2012.
http://www.sciencebasedmedicine.org/index.php/an-acupuncture-meta-analysis/

7) Takamoto K, Bito I, Urakawa S, et al：Effects of compression at myofascial trigger points in patients with acute low back pain：A randomized controlled trial. Eur J Pain 19：1186-1196, 2015.

Q 疑問 11-3 脊椎マニピュレーションの有効性に疑問符?

　脊椎マニピュレーションは,代替療法の代表的な手技です。数多くの海外のガイドラインで推奨されています。それでは,その有効性は,立証されているのでしょうか。それを文献からみてみます。

　まず,持続的腰痛に対しての検討です。それによれば,マッサージの有効性が顕著で,マニピュレーションは,他の治療法と同等の有効性であると結論づけています[1]。鍼治療は漠然としているとの評価を下しています。

　別の報告によれば,マニピュレーションは,薬物,運動,教育,理学療法といった一般に推奨されている他の治療と同等の効果であるとの結論です[2]。と同時に,偽のマニピュレーションよりは効果が大きいとも述べています。また,安静,牽引,局所ゲル,コルセット,温熱といった,受動的な治療よりは優れていると結論づけています。

　その他に,脊椎マニピュレーションには,鎮痛薬,理学療法,運動,腰痛教室といった一般的な治療を上回る臨床的利点はないとしている報告があります[3]。

　別の報告でも結論は同じです。それによれば,カイロプラクティックマニピュレーションやマッサージが有効な治療と結論づけるエビデンスは得られないとしています[4]。もう1つの報告では,費用対効果を絡めて検討しています[5]。それによれば,費用対効果を考えなければマニピュレーションと運動療法の併用が最も高い治療効果があるとしています。費用対効果を考えれば,マニピュレーション単独が最善の選択であるとしています。

　さらに別の報告です。急性腰痛に対して第1選択の治療(動きを保つこと[stay active],アセトアミノフェン)で回復が遅い場合,ジクロフェナクなどのNSAIDs,徒手整復,あるいはその両者を実施しても回復に関して有意な改善はないとしています[6]。この報告については,疑問11-2でも紹介しています。

　ここに紹介した報告をまとめてみると,マニピュレーションに関して,近年,その有効性に疑問が呈されているというのが現状です。おそらくその理由は,近年のプラセボ効果や脳の研究の進歩が寄与しているものと考えられます。

　マニピュレーションの鎮痛効果発現機序についての報告もあります。それらをみてみます。

　従来は,マニピュレーションの鎮痛効果発現機序は,生体力学的変化によるとされていました。しかし,マニピュレーションは仙腸関節を動かしていないということが明らかにされています[7]。軟部組織に作用しているのでしょうか。

　生体力学的な機序に対して,神経生理学的効果によるものだとしている研究があります[8]。それによれば,脊髄後角を介してのC線維への入力抑制であると結

疑問 **11** 155

論づけています。

いずれにしても，全世界で広く行われている脊椎マニピュレーションを含む代替療法の有効性の研究が，今後さらに進められていく必要があります。

脊椎マニピュレーションの有効性に，いま，疑義が呈されている。
緻密な臨床研究の積み重ねが，いま，求められている。

●文　献
1) Cherkin DC, Sherman KJ, Deyo RA, et al：A review of the evidence for the effectiveness, safety, and cost of acupuncture, massage therapy, and spinal manipulation for back pain. Ann Intern Med 138：898-906, 2003.
2) Assendelft WJ, Morton SC, Yu EI, et al：Spinal manipulative therapy for low back pain. A meta-analysis of effectiveness relative to other therapies. Ann Intern Med 138：871-881, 2003.
3) Assendelft WJ, Morton SC, Yu EI, et al：Spinal manipulative therapy for low back pain. Cochrane Database Syst Rev(1)：CD000447, 2004.
4) Ernst E：Manual therapies for pain control：chiropractic and massage. Clin J Pain 20：8-12, 2004.
5) UK BEAM Trial Team：United Kingdom back pain exercise and manipulation (UK BEAM) randomised trial：effectiveness of physical treatments for back pain in primary care. BMJ 329：1377, 2004.
6) Hancock MJ, Maher CG, Latimer J, et al：Assessment of diclofenac or spinal manipulative therapy, or both, in addition to recommended first-line treatment for acute low back pain：a randomised controlled trial. Lancet 370：1638-1643, 2007.
7) Tullberg T, Blomberg S, Branth B, et al：Manipulation does not alter the position of the sacroiliac joint. A roentgen stereophotogrammetric analysis. Spine 23：1124-1128, 1998.
8) George SZ, Bishop MD, Bialosky JE, et al：Immediate effects of spinal manipulation on thermal pain sensitivity：an experimental study. BMC Musculoskelet Disord 7：68, 2006.

疑問 12 保存療法で有効な手技は何か？

　腰痛に対して，さまざまな保存療法が報告されて，実際に行われています。しかし，保存療法で有効性が立証された手技がまだないのが現状です。医療に携わる人間は，手術と同じくらい，保存療法に関心を払ってきたかと問われれば，それに答える術をもっていないのではないでしょうか。

　そこで，保存療法で有効な手技は何かという問いに対して，文献を通じて答を探してみますと，答は，現時点では絶対的な優位性をもった治療法はないということです[1, 2]。従って，患者が希望し，継続できる治療を処方するというのが，現時点での診療現場に即した選択だと思います。つまり，患者満足度や費用対効果への配慮により決定すればよいと言えます。

　脊椎への侵襲的な保存療法は有効かという問いも当然あります。しかし，局注，椎間関節ブロック，硬膜外ステロイド注入など侵襲的な保存療法の有効性は限定的です[3]。これについては，疑問10で述べています。

保存療法で卓越した有効性が立証された手技はない。

●文　献
1) Cherkin DC, Deyo RA, Battié M, et al : A comparison of physical therapy, chiropractic manipulation, and provision of an educational booklet for the treatment of patients with low back pain. N Engl J Med 339 : 1021-1029, 1998.
2) Hsieh CY, Adams AH, Tobis J, et al : Effectiveness of four conservative treatments for subacute low back pain : a randomized clinical trial. Spine 27 : 1142-1148, 2002.
3) Chou R, Atlas SJ, Stanos SP, et al : Nonsurgical interventional therapies for low back pain : a review of the evidence for an American Pain Society clinical practice guideline. Spine 34 : 1078-1093, 2009.

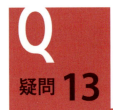

作業関連腰痛に対する人間工学的なアプローチは有効か？

　作業関連腰痛に対する対策は，いまや，先進国では国家的課題の一つです。さまざまな対策が講じられていますが，未だに有効な決定策は打ち出されていないのが現状です。予防については，疑問2「腰痛の予防は可能なのか？」でも紹介しています。ここでは，作業関連腰痛に焦点を当て，いくつかの研究を紹介してみます。

　職場でのストレスが腰痛と関係があることは，多くの研究が明らかにしています。例えば，職場でのストレスは神経を緊張させるだけでなく，腰痛の原因ともなりうるとする報告があります[1]。それによれば，特定の性格型（内向型，直感型）は，外向型と比べて職場でのストレスを感じると，腰痛を発症するリスクが増加します。この報告は，心理的ストレスと腰痛との関連が深いことを明らかにしています。また，腰痛の原因不明の群に対するアプローチの一つの可能性を指し示してもいます。

　就労障害に対する人間工学的アプローチによる対策が，さまざまな形で報告されています。ただ，残念ながら有効性を示唆する科学的根拠はないとされています[2]。また，職場での身体的負荷の減少が，腰痛の有病率や就労障害の減少につながっていないとの指摘もあります[3]。別の報告では，同じ職場環境，就業規則でも施設により損傷率に5倍もの大きな乖離があるという報告があります[4]。この研究は，さまざまな外的圧力に曝され，論文化が困難になったという曰く付きの研究です。

　さまざまな腰痛予防のための技術訓練プログラムの有効性についての研究が報告されています。例えば，持ち上げ技術訓練プログラムへの参加だけでは腰部損傷発生率は低下しないとの報告があります[5]。また，人間工学と技術訓練を組み合わせたプログラムは，腰痛の有病率で対照群と差がないとしている研究もあります[6]。これらの研究から，作業・生活から原因となる因子を除去したら腰部障害がなくなることが期待される単一因子あるいは多因子は存在しないということが明らかです[7]。

　それでは腰痛は身体的負荷よりも遺伝的な要素のほうが，影響が大きいのでしょうか。それについて検討した研究があります[8]。それによれば，結論は曖昧です。この研究では，一卵性と二卵性双生児を対象として短期間の腰痛と重労働との間の相関関係をみています。その結果は，両者に相関関係は認められませんで

した。30日以上続く腰痛に対しては重労働が危険因子であることも明らかになりました。座位姿勢は特に腰痛の発症とは関係ありませんでした。このような研究結果から，不良な職場環境と腰痛との心理社会的な関係については，まだまだ検討する必要があるということになります。

　作業の心理的負担に焦点を当てた研究があります。それによれば，仕事中の精神的ストレスは脊椎の負担を増し，その結果，損傷リスクを増すのではないかという報告です[9]。この研究の背景には，職場での肉体労働の内容が従来とは劇的に変化していることがあります。いま，職場の作業現場では，時間的なプレッシャーが大きくなり，複雑な知的処理が強制される環境にあります。そのような環境を考慮して，物を持ち上げたと同時に判断するという高速条件を対象者に課したところ，脊椎への圧迫力が逐時的処理よりも約20％増加していました。この結果から，精神的ストレスが脊椎損傷のリスクを増大させる可能性があると結論づけています。この研究は大きな反響を呼びましたが，実際に損傷リスクが増えたかどうかの結果は出ていません。

　このように，職場で未然に腰痛の発生を防ぐことはなかなか難しいというのが現時点における現状です。ただ，二次的な腰痛発生は防げるかもしれないという希望が出てきています。それについては疑問2で紹介しています。

作業関連腰痛に対して，人間工学的アプローチが有効だと断定するには，エビデンスがまだ乏しい。

●文　献

1) Marras WS, Davis KG, Heaney CA, et al : The influence of psychosocial stress, gender, and personality on mechanical loading of the lumbar spine. Spine 25 : 3045-3054, 2000.
2) Daltroy LH, Iversen MD, Larson MG, et al : A controlled trial of an educational program to prevent low back injuries. N Engl J Med 337 : 322-328, 1997.
3) Burton AK, Erg E : Back injury and work loss. Biomechanical and psychosocial influences. Spine 22 : 2575-2580, 1997.
4) Wiker SF and Stewart K : Comparative ergonomic measurement and evaluation of United Parcel Service facilities, 1996 ; as yet unpublished.
5) Lavender SA, et al : Can quantitative measures of performance when training lifting techniques identify those at risk for low back disorders, presented at the annual meeting of the International Society for the Study of the Lumbar Spine, Vancouver, 2003 ; as yet unpublished.
6) Videman T, Rauhala H, Asp S, et al : Patient-handling skill, back injuries, and back pain. An intervention study in nursing. Spine 14 : 148-156, 1989.
7) Adams M, Bogduk N, Burton K, et al : The biomechanics of back pain. pp87-89, Churchill Livingstone, 2002.
8) Hartvigsen J, Kyvik KO, Leboeuf-Yde C, et al : Ambiguous relation between physical workload and low back pain : a twin control study. Occup Environ Med 60 : 109-114, 2003.
9) Davis KG, Marras WS, Heaney CA, et al : The impact of mental processing and pacing on spine loading : 2002 Volvo Award in biomechanics. Spine 27 : 2645-2653, 2002.

Q 疑問14 新たな保存療法には どのような種類があるのか？

　近年，腰痛に対する新たな病態認識に基づいて，新しい保存療法の開発が盛んに行われています。期待が持てる技術，あるいは，今後，臨床研究のさらなる推進が求められる技術などさまざまです。以下にそれを記します。

Q 疑問14-1 認知行動療法の有効性はどこまでわかっているのか？

　認知行動療法が慢性腰痛に対して有効ではないかとの期待が持たれ，いま，臨床研究が進められています。認知行動療法を推奨したのは，EUの慢性非特異的腰痛診療ガイドラインが最初です[1]。

　その後，多くの研究成果が発表されています。例えば，認知行動療法が亜急性期，慢性期の治療として有効で，なおかつ低コストであるいう報告があります[2]。次に，参加型人間工学的手法による職場介入と認知行動療法が基本となっている集学的アプローチが，費用対効果に優れているとの報告があります[3]。別の報告では，認知行動療法の効果は長期にわたり持続しています[4]。

　脳科学の立場から，認知行動療法はアウトカムの改善とともに，脳の組織（灰白質体積）の増加をもたらすという驚くべき報告があります[5]。すなわち，認知行動療法は，脳の機能のみならず，解剖的，組織学的な変化をもたらすというのです[6]。この研究は，認知行動療法が慢性腰痛患者の脳の機能のみならず構造をも変化させる力があることを実証した研究です。

　心理療法は，思考，感情，行動様式を変化させることが可能であるという論文が出ています[7]。事実，腰痛患者の思考，感情，行動様式の大部分が認知行動療法の導入により改善するという報告があります[8]。

　腰痛に対する認知行動療法と固定術の治療成績を比較した研究がいくつかあります。それらの報告をまとめてみると，椎間板変性を伴う慢性腰痛に対しては，運動療法・行動療法とインストルメント併用の固定術で治療成績に差はないことが明らかです。また，認知行動療法に積極的な運動療法を組み合わせると，固定術とほぼ同程度の効果があると結論づけられています[9~14]。

　以上，紹介したように，認知行動療法は，今後，慢性腰痛を診療する医師にとっては，慢性腰痛に対する保存療法の選択肢の一つとして理解し，修得しておくべき技術の一つと言えます。

A 腰痛治療の従事者は，認知行動療法について修得する必要がある。

●文　献

1) Airaksinen O, Brox JI, Cedraschi C, et al : Chapter 4. European guidelines for the management of chronic nonspecific low back pain. Eur Spine J 15(Suppl 2): S192-S300, 2006.

2) Lamb SE, Hansen Z, Lall R, et al : Group cognitive behavioural treatment for low-back pain in primary care : a randomised controlled trial and cost-effectiveness analysis. Lancet 375 : 916-923, 2010.

3) Lambeek LC, Bosmans JE, Van Royen BJ, et al : Effect of integrated care for sick listed patients with chronic low back pain : economic evaluation alongside a randomised controlled trial. BMJ 341 : c6414, 2010.

4) Lamb SE, Mistry D, Lall R, et al : Group cognitive behavioural interventions for low back pain in primary care : extended follow-up of the Back Skills Training Trial（ISRCTN54717854). Pain 153 : 494-501, 2012.

5) Seminowicz DA, Shpaner M, Keaser ML, et al : Cognitive-behavioral therapy increases prefrontal cortex gray matter in patients with chronic pain. J Pain 14 : 1573-1584, 2013.

6) Ahmed AK : Cognitive Behavioral Therapy Changes Gray Matter Morphology. Chronic Pain Research Forum, November 25, 2013.

7) Lieberman G, Shpaner M, Watts R : White matter involvement in chronic musculoskeletal pain. J Pain 15 : 1110-1119, 2014.

8) Richmond H, Hall AM, Copsey B : The Effectiveness of Cognitive Behavioural Treatment for Non-Specific Low Back Pain : A Systematic Review and Meta-Analysis. PLoS One 10 : e0134192, 2015.

9) Brox JI, Sørensen R, Friis A, et al : Randomized clinical trial of lumbar instrumented fusion and cognitive intervention and exercises in patients with chronic low back pain and disc degeneration. Spine 28 : 1913-1921, 2003.

10) Brox JI, Reikerås O, Nyggard Ø, et al : Lumbar instrumented fusion compared with cognitive intervention and exercises in patients with chronic back pain after previous surgery for disc herniation : A prospective, randomized, controlled study. Pain 122 : 145-155, 2006.

11) Fairbank J, Frost H, Wilson-MacDonald J, et al : Randomised controlled trial to compare surgical stabilisation of the lumbar spine with an intensive rehabilitation programme for patients with chronic low back pain : the MRC spine stabilisation trial. BMJ 330 : 1233, 2005.

12) Ostelo RW, van Tulder MW, Vlaeyen JW, et al : Behavioural treatment for chronic low-back pain. Cochrane Database Syst Rev(1): D002014, 2005.

13) Chou R, Loeser JD, Owens DK, et al : Interventional therapies, surgery, and interdisciplinary rehabilitation for low back pain : an evidence-based clinical practice guideline from the American Pain Society. Spine 34 : 1066-1077, 2009.

14) Mannion AF, Brox JI, Fairbank JC : Comparison of spinal fusion and nonoperative treatment in patients with chronic low back pain : long-term follow-up of three randomized controlled trials. Spine J 13 : 1438-1448, 2013.

Q 疑問 14-2　マインドフルネスの有効性はどこまでわかっているのか？

　マインドフルネスとは，瞑想やヨガで「いま」に集中する力を磨き，「この瞬間」の自分の感情，思考，感覚を客観的にモニター（観照）することで，痛みや苦痛への囚われを手放すことと定義されています[1]。

　心理療法の一つとして，いま，マインドフルネスが注目を浴びています。マインドフルネスは，禅の瞑想から宗教的な意味を取り除いた手技と捉えられます（図1，2）。この研究に関する嚆矢は，禅による瞑想は痛みを抑え，予防するという報告です[2]。その後，高齢者では健康教育プログラムと比較して，瞑想群で大幅に腰痛が改善するという報告がされました[3]。

　マインドフルネスによる治療に関しては，認知行動療法，マインドフルネス，行動活性化療法（behavioral activation，BA）の3者を比較した研究があります。それによれば，腰痛治療で，マインドフルネスに基づくストレス軽減法（mindfulness-based stress reduction，MBSR）は，認知行動療法と同じ効果があると結論づけています[1]。別の研究によれば，うつ病に対して認知行動療法より簡単な行動活性化療法（BA）でも同等の治療効果があるという報告があります[4]。

　これらの研究結果をみると，マインドフルネスの慢性疼痛への応用の期待が持てます。

　一方，マインドフルネスを慢性腰痛の治療として早急に導入することへの批判もあります。それらの批判を紹介しておきます。1つは，ストレス軽減や健康増

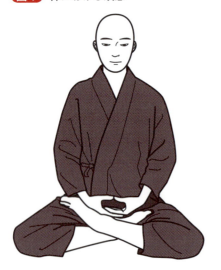

図1　禅における瞑想

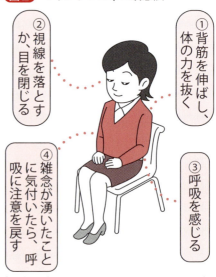

図2　マインドフルネス瞑想法

① 背筋を伸ばし、体の力を抜く
② 視線を落とすか、目を閉じる
③ 呼吸を感じる
④ 雑念が湧いたことに気付いたら、呼吸に注意を戻す

（日本経済新聞2016年8月9日朝刊より）

進において，瞑想が他の能動的治療（薬物，運動，その他の行動療法）よりも優れていることを示す優れたエビデンスはないという批判です[6]。もう1つは，瞑想に基づく介入の有効性を実現する厳密なスタディデザイン（study design）による研究が少ないという指摘です[7]。

以上のような研究の進捗をみると，マインドフルネス，瞑想を慢性腰痛の標準治療にすべきかどうかはもう少し緻密な研究の蓄積が必要です。

マインドフルネスは期待の持てる治療手技の一つである。ただ，まだエビデンスは乏しい。緻密な臨床研究の蓄積が求められる。

●文　献

1) Cherkin DC, Sherman KJ, Balderson BH : Effect of Mindfulness-Based Stress Reduction vs Cognitive Behavioral Therapy or Usual Care on Back Pain and Functional Limitations in Adults With Chronic Low Back Pain : A Randomized Clinical Trial. JAMA 315 : 1240-1249, 2016.
2) Chiesa A : Zen meditation : an integration of current evidence. J Altern Complement Med 15 : 585-592, 2009.
3) Chiesa A, Serretti A : A systematic review of neurobiological and clinical features of mindfulness meditations. Psychol Med 40 : 1239-1252, 2010.
4) Morone NE, Greco CM, Moore CG, et al : A Mind-Body Program for Older Adults With Chronic Low Back Pain : A Randomized Clinical Trial. JAMA Intern Med 176 : 329-337, 2016.
5) Richards DA, Ekers D, McMillan D, et al : Cost and Outcome of Behavioural Activation versus Cognitive Behavioural Therapy for Depression（COBRA）: a randomised, controlled, non-inferiority trial. Lancet 388 : 871-880, 2016.
6) Grant A : Can We End the Meditation Madness? New York Times, October 9, 2015.
https://www.nytimes.com/2015/10/10/opinion/can-we-end-the-meditation-madness.html
7) Davidson RJ, Kasznaik AW : Conceptual and methodological issues in research on mindfulness and meditation. Am Psychol 70 : 581-592, 2015.

疑問 14-3 音楽の有効性はどこまでわかっているのか？

　疼痛管理の新技術として，最近，音楽に注目が集まっています。それらの一部を紹介します。1つは，手術後の痛みが，音楽で軽減するという報告です[1]。それによれば，患者の意識がある場合により効果が大きく，全身麻酔を受けた患者でも効果があります。その効果に音楽の種類は関係がありません。

　もう1つの報告によれば，歌詞なしの音楽は高血圧を低下し，単なる安静より有効で，モーツァルトの音楽が安静より有効であるとのことです[2]。

　これらの研究は，疼痛管理の一技術として音楽を導入すると効果がある可能性を示しています。

A 音楽を腰痛治療の一つとして取り入れる価値があるかもしれない。

● 文　献
1) Hole J, Hirsch M, Ball E, et al：Music as an aid for postoperative recovery in adults：a systematic review and meta-analysis. Lancet 386：1659-1671, 2015.
2) Trappe HJ, Voit G：The Cardiovascular Effect of Musical Genres. Dtsch Arztebl Int 113：347-352, 2016.

疑問 14-4　脳のザッピングの有効性はどこまでわかっているのか？

　近年，脳のザッピングが慢性痛の緩和に有効ではないかという報告が大々的に取り上げられています[1]。例えば，脳への電気刺激で線維筋痛症の痛みや視床痛が軽減するといった研究がその代表です[2]。この結果から，脳への電気刺激で慢性腰痛も改善するのではないかという期待が，いま，持たれています。

　痛みに関する脳の研究の進展とともに，この治療法の進歩が期待されています。ただ，慢性疼痛に対する脳への電気刺激の有効性を示唆する治験は存在するが，研究はまだ少ないというのが現状です。また，そのメカニズムは未解明であると指摘している報告があります[3]。そのなかで，無定見な応用を避けるためにも当局の監視を提言しています。

A　脳への電気刺激は，今後，腰痛治療の一つとして登場する可能性がある。今後の研究主題の一つである。

●文　献

1) Reddit.com, Transcranial direct current electrical stimulation, Home-made headgiar for electrodes. www.reddit.com/r/tDCS/comments/51ddbp/home_made_headgear_for_electrodes/?st=itvm3q1t&sh-daafd260.Accessed October 4, 2016.
2) Cummiford CM, Nascimento TD, Foerster BR, et al：Changes in resting state functional connectivity after repetitive transcranial direct current stimulation applied to motor cortex in fibromyalgia patients. Arthritis Res Ther 18：40, 2016.
3) Maslen H, Douglas T, Kadosh R, et al：Mind Machines：The Regulation of Cognitive Enhancement Devices. Oxford Martin Policy Paper, 2014.

Q 疑問 15 変性疾患に対する手術の有効性はどの程度明らかにされているのか？

　変性疾患に対する手術成績は，適応の厳格化や技術の進歩により大幅に向上しています。腰の手術をする医師にとって，手術に対する認識は以下のようなものではないかと思います。1つは，保存療法無効な椎間板ヘルニアによる坐骨神経痛に対して，適応を選べば良好な成績が得られる。第2に，"腰痛"や不安定性に対する固定術の有効性は未確立である。第3に，変性疾患に対してのインストルメンテーション（instrumentation）の有効性は未だ十分に立証されていない。第4に，脊柱管狭窄に対して手術は有効だが経年的劣化の傾向がある。このようなところかと思います[1~3]。

　一方，米国では，過剰な検査や治療の代表として腰の手術（back surgery）が第一位に挙げられています[4]。我が国でも，"手術をすると足が動かなくなる"，"手術しても良くならない"などという風評的な評価がないとは言えないのが現状です。そこで，文献から腰の手術の有効性がどの程度解明されてきたのかをみてみます。

Q 疑問 15-1 脊椎外科医の間に大きな見解の不一致があるのはなぜか？

　手術適応について，専門医の間で見解が一致しているかというと，必ずしもそうではありません。例えば，椎間板ヘルニアに対する手術適応に見解の不一致があります。高度な麻痺，巨大ヘルニア，さらには腰痛などに対して，必ずしも手術適応の見解が一致していないことがアンケートで明らかにされています[5]。

　米国での研究結果は，下肢痛を伴わない腰痛患者の手術適応について，一致した見解がないという事実が示されています[6]。そのなかで，地域による差，勤務先医療機関による差の存在が指摘されています。

　神経根性の脱落所見に対して除圧術の効果は期待できないことは，かなり昔に，詳細な研究により明らかにされています[7]。ただ，高度な麻痺を呈する症例を見た場合，脊椎外科医に出来ることは除圧術しかありません。従って，高度な麻痺に対して緊急に除圧術を行っているというのが現状ではないでしょうか。

A 変性疾患に対する手術の有効性は明らかにされてきた。ただ，脊椎外科医の間に，疾患の定義，適応，術式について大きな見解の相違が存在する。そのために，詳細な比較研究が困難なことが，問題となっている。

●文 献

1) Agency for Health Care Policy and Research（AHCPR）: Acute Low Back Problems in Adults（AHCPR Clinical Practice Guidelines, No.14）. 1994.

2) Gibson JN, Grant IC, Waddell G : Surgery for lumbar disc prolapse. Cochrane Datebase Syst Rev（3）: CD001350, 2000.

3) Gibson JN, Waddell G : Surgical interventions for lumbar disc prolapse. Cochrane Datebase Syst Rev（1）: CD001350, 2007.

4) Consumer Reports Health 10 overused tests and treatments. November 2007. cf.（Diamond GA, Kaul S : Evidence-based financial incentives for healthcare reform : putting it together. Circ Cardiovasc Qual Outcomes 2 : 134-140, 2009.）

5) Porchet F, Vader JP, Larequi-Lauber T, et al : The assessment of appropriate indications for laminectomy. J Bone Joint Surg Br 81 : 234-239, 1999.

6) Lubelski D, Williams SK, O'Rourke C, et al : Differences in the Surgical Treatment of Lower Back Pain Among Spine Surgeons in the United States. Spine 41 : 978-986, 2016.

7) Hakelius A : Prognosis in sciatica. A clinical follow-up of surgical and non-surgical treatment. Acta Orthop Scand（Suppl）129 : 1-76, 1970.

Q 疑問 15-2 脊椎手術の実施率に著しい地域差があるのはなぜか？

　米国では，脊椎手術の実施率に地域によって差があることが知られています。例えば，椎間板手術と固定術の実施率では8.2倍の地域差があります[1]。別の報告によれば，固定術の実施率は大腿骨頚部骨折による手術と比べて13倍も地域差があります。地域差の推移は，1992〜1993年にかけての結果と2000〜2001年を比較してみると，脊椎手術は約7倍も地域による多様性が増してきています。固定術の占める割合は，17％から36％と激増しています[2,3]。

　これらの結果は，どのような症例に脊椎の固定術を行うかについて科学的根拠がまだ不十分であることを示しています。また，脊椎手術の費用対効果の検証も不十分であることが明らかです。さらには，手術の意志決定の仕方にも問題があることが窺われます。

　別の報告では，MRI装置の多い地域で腰の手術が過剰傾向にあることが報告されています[4]。

　一方で，手術件数が，受診手続きの簡略化と短時間の啓発教育により25％も減少することが，過度に手術実施率の高い地域での研究で明らかにされています[5]。

　近年，脊椎手術を受ける症例が手術件数の多い施設に移動していることが報告されています[6]。この移動の関与因子，あるいは移動することの利害得失については，今後の検討課題です[7]。

脊椎手術の地域による実施率の差には，科学的に説明できない要因が関与している。

● 文　献

1) Wennberg JE, McPherson K, Caper P : Will payment based on diagnosis-related groups control hospital costs? N Engl J Med 311 : 295-300, 1984.
2) Weinstein JN, Bronner KK, Morgan TS, et al : Trends and geographic variations in major surgery for degenerative diseases of the hip, knee, and spine. Health Aff Suppl Variation : VAR81-89, 2004.
3) Wennberg JE : Practice variations and health care reform : connecting the dots. Health Aff Suppl Variation : VAR140-144, 2004.
4) Baras JD, Baker LC : Magnetic resonance imaging and low back pain care for Medicare patients. Health Aff 28 : w1133-w1140, 2009.
5) Fox J, Haig AJ, Todey B, et al : The effect of required physiatrist consultation on surgery rates for back pain. Spine 38 : E178-E184, 2013.
6) Jancuska J, Adrados M, Hutzler L, et al : The Regionalization of Lumbar Spine Procedures in New York State : A 10-Year Analysis. Spine 41 : 153-158, 2016.
7) Pearson A : Regionalization of Spine Surgery : A Natural Phenomenon? The Spine Blog, January 29, 2016. http://journals.lww.com/spinejournal/blog/SpineBlog/Pages/post.aspx?PostID=419

疑問 15-3 術者による手術成績の差に何があるのか？

　2人の術者が同じような患者に，同じような技術を用いて手術をすれば，結果は同じでしょうか。答は否です。椎間板ヘルニア，あるいは脊柱管狭窄の手術を3つの地域で実施した結果を比較した研究があります[1]。それによれば，手術実施率の高い地域では，手術実施率の低い地域よりも治療成績が劣ります。また，治療成績は脊椎手術実施率の最も低い地域で最も良好です。

　この理由として，手術適応基準の厳格さの違いによるものなのではないかということが考えられます。もう1つは，個々の術者の治療成績(effectiveness)は，効力研究(efficacy)の結果とは異なる可能性があります。術前説明を患者にする際は，文献で報告されている手術成績を元に説明することが普通です。しかし，個々の手術適応や術者，地域も考慮に入れておく必要があります。

A 同じ病態でも，術者により手術のアウトカムに差がある可能性がある。

●文　献
1) Keller RB, Atlas SJ, Soule DN, et al：Relationship between rates and outcomes of operative treatment for lumbar disc herniation and spinal stenosis. J Bone Joint Surg Am 81：752-762, 1999.

Q疑問 15-4 手術をめぐるジレンマ（dilemma）はないのか？

腰痛に対する手術は，主に除圧術と固定術です。症例によっては，矯正術が加えられます。

これらの術式には，それぞれ問題点，そしてジレンマがあります。それをここで記します。

除圧術についてです。第1に，除圧範囲はどこまで行うべきかという問題があります。狭窄の程度のいかんに関わらず，すべての椎間を除圧すべきかという疑問です。第2に，除圧を決定する狭窄の基準となる物差しはあるのでしょうか。第3に，予防的な除圧は必要なのかどうかという問題もあります。我々はこれらの問いかけに，まだ十分には答えられる根拠を持っていません。

我々の研究では，責任高位のみの除圧，あるいは，症状側のみの片側除圧で，その後に，隣接椎間，あるいは反対側の椎間で症状が発生するのは，10％以下です。それをリスクとして捉えて，どう手術計画を立てるかは，患者との話し合いになります。

除圧術には，別の問題もあります。一つは，瘢痕組織（laminectomy membrane）の問題です。これは，現在もなお，解決されていません。また，除圧をすれば，癒着性くも膜炎の発生の可能性があります。昔を知っている人間からすれば，油性造影剤の時代と比べると，癒着性くも膜炎の発生は，驚くほど少なくなった印象があります。しかし，完全には発生を防げない問題です。

固定術にもジレンマがあります。固定術の真の適応については，未だ議論があります。これについては別に述べます。固定術を行えば，固定椎間の隣接椎間への過剰な力学的な負担の発生は避けられません。固定術後の狭窄（post-fusion stenosis）の問題です。

矯正術にも問題があります。変性側弯などで矯正術を行う場合，神経損傷が発生する危険があります。また，矯正術は腰という局所の対応だけで十分なのかという問題もあります。股関節，膝関節，足関節といった下肢の隣接臓器との相互関係も考慮に入れる必要があります。

表1 手術のジレンマ

術式	固定術	除圧術
手術成績	80％良好	80％良好
随伴問題	偽関節 瘢痕形成 fusion disease 隣接椎間への負担	発痛源の温存（残存線維輪，椎間関節など） 脊柱管狭窄の発生 神経への影響は残存

疑問15-17でも述べますが，脊椎手術は，費用対効果についての検討が，現在まで全く行われていません。米国では既に費用対効果が深刻な問題として提起されています。同様に，我が国でも支払い側や国民から費用対効果の問題が提起されています。

固定術，除圧術，どちらにしても，双方に手術のジレンマがあります。それを**表1**に示します。固定術を併用しても，除圧術単独でも，約8割は成績が良好であると報告されています。

除圧術では，残存線維輪や椎間関節など，発痛源は温存されています。また，脊柱管狭窄が術後に発生する可能性もあります。椎間に動きがあるために，除圧術は神経への影響も残存します。

一方，固定術では，偽関節の問題，瘢痕形成による固定術に伴うさまざまな病態（fusion disease）の問題，隣接椎間への負担という問題が発生します。

このようなことを考えると，手術が最終解決だということにはなりません。

A "腰痛"に対する手術には，主に除圧，固定，矯正の3つの術式があり，それぞれに利点，問題点，リスクを有している。また，中・長期的なアウトカムについては，患者の条件によっても異なる。それらを術者はどう考慮して各々の術式を適用するのか，術者が各々の術式の利害損失を把握している程，悩ましい。

Q 疑問 15-5 椎間板ヘルニアに対する手術の有効性はどの程度明らかにされているのか？

椎間板ヘルニアについて，どの程度，手術の有効性が明らかになっているのでしょうか。近年の報告をみてみます。

まず，手術の実施時期です。手術をどの時点で実施するのかというのは，医師にとって，そして患者にとっても大きな問題です。手術実施の時期については，近年，手術の決断時期を3～6カ月後まで遅らせても，早期手術群と成績は同じという報告が出ています[1]。従来は，保存療法無効例の場合，保存療法が無効と診断されてから4～6週で判断しているのが一般的ではないでしょうか。この報告により，手術の適応と判断する場合，手術の実施時期を従来よりもっと遅らせても問題がないことが明らかにされました。

次に，長期成績についてみてみます。長期成績は，手術あるいは保存療法の自己選択で，10年後，手術の約70％，保存療法の約60％で，改善が持続しています[2,3]。また，手術を選択した患者は，長期満足度でも良好な結果が得られています[4]。

次は，費用対効果の点についてみてみます。早期の手術は，長期の保存療法よりも費用対効果が高いという報告があります[5]。この研究から，いたずらに保存療法を長期にわたって行っているよりも，費用対効果の点から言うと，早期に手術を行ったほうが利点があるということになります。

Spinal Patient Outcomes Research Trial（SPORT）の研究はよく知られています。手術と保存療法の比較をした報告によれば，保存療法の治療遵守率が低く，両者の優劣は評価できないという結論です[6]。また，無作為化されていない条件での自己申告によるアウトカムは慎重に解釈すべきだというのです[7]。さらには，手術には保存療法と比較して短期的利点しかないということも明らかにされています[8]。

手術の有効性がどの程度長く持続するかについての研究があります。それによれば，下肢痛と障害の改善は，手術後速やかに認められます。しかし，手術と保存療法の差は6カ月までに消失し，割り付けから2年までは同等です[9]。

近年，内視鏡手術などの低侵襲手術が導入されており，その治療成績が報告されています。それによれば，顕微鏡下手術と低侵襲手術の間に差はありません[10]。別の報告でも，低侵襲椎間板切除術と観血的椎間板切除術でアウトカムに差がありません[11]。

一方で，低侵襲の椎間板切除術は，観血的椎間板切除術（顕微鏡使用，あるいは非使用）より，下肢痛，腰痛，再入院というアウトカムの減少で劣っている可能性が指摘されています[12]。低侵襲手術，従来の手術，あるいは微小外科（マイ

クロサージャリー)にしろ，術式は目的ではなく，手段であることを認識しておく必要があります。そして，症例に応じて術式を選択すべきです。

レーザーによる手術に関しては，ほとんど報告がありませんでしたが，近年，その報告が発表されています。それによれば，レーザー椎間板焼灼術では，その後，必要なら再手術を行うという治療法の術後1年のアウトカムは，最初に行う手術と比べて，劣っていないことが報告されています[13]。ただ，術後1年の再治療率は，レーザー手術で38％，従来法で16％と，レーザー手術で再治療率が高くなっています。

このように，椎間板ヘルニアに関して言えば，適応を選べば，その治療成績は費用対効果の観点から言っても，手術の優位性の高い治療であると言えます。

適応を選べば，椎間板ヘルニアに対する手術の有効性は立証されている。

●文　献

1) Peul WC, van Houwelingen HC, van den Hout WB, et al : Surgery versus prolonged conservative treatment for sciatica. N Engl J Med 356 : 2245-2256, 2007.
2) Atlas SJ, Keller RB, Wu YA, et al : Long-term outcomes of surgical and nonsurgical management of sciatica secondary to a lumbar disc herniation : 10 year results from the maine lumbar spine study. Spine 30 : 927-935, 2005.
3) Lurie JD, Tosteson TD, Tosteson AN, et al : Surgical versus nonoperative treatment for lumbar disc herniation : eight-year results for the spine patient outcomes research trial. Spine 39 : 3-16, 2014.
4) Pearson A : Long-term Benefits of Diskectomy : 8 Year Data from SPORT. The Spine Blog, January 10, 2014.
http://journals.lww.com/spinejournal/blog/SpineBlog/Pages/post.aspx?PostID=311
5) van den Hout WB, Peul WC, Koes BW, et al : Prolonged conservative care versus early surgery in patients with sciatica from lumbar disc herniation : cost utility analysis alongside a randomised controlled trial. BMJ 336 : 1351-1354, 2008.
6) Weinstein JN, Tosteson TD, Lurie JD, et al : Surgical vs nonoperative treatment for lumbar disk herniation : the Spine Patient Outcomes Research Trial (SPORT): a randomized trial. JAMA 296 : 2441-2450, 2006.
7) Weinstein JN, Lurie JD, Tosteson TD, et al : Surgical vs nonoperative treatment for lumbar disk herniation : the Spine Patient Outcomes Research Trial (SPORT)observational cohort. JAMA 296 : 2451-2459, 2006.
8) Jacobs WC, Rubinstein SM, Koes B, et al : Evidence for surgery in degenerative lumbar spine disorders. Best Pract Res Clin Rheumatol 27 : 673-684, 2013.
9) Peul WC, van den Hout WB, Brand R, et al : Prolonged conservative care versus early surgery in patients with sciatica caused by lumbar disc herniation : two year results of a randomised controlled trial. BMJ 336 : 1355-1358, 2008.
10) Arts MP, Brand R, van den Akker ME, et al : Tubular diskectomy vs conventional microdiskectomy for sciatica : a randomized controlled trial. JAMA 302 : 149-158, 2009.
11) Kamper SJ, Ostelo RW, Rubinstein SM, et al : Minimally invasive surgery for lumbar disc

herniation : a systematic review and meta-analysis. Eur Spine J 23 : 1021-1043, 2014.

12) Rasouli MR, Rahimi-Movaghar V, Shokraneh F, et al : Minimally invasive discectomy versus microdiscectomy/open discectomy for symptomatic lumbar disc herniation. Cochrane Database Syst Rev (9): CD010328, 2014.

13) Brouwer PA, Brand R, van den Akker-van Marle ME, et al : Percutaneous laser disc decompression versus conventional microdiscectomy in sciatica : a randomized controlled trial. Spine J 15 : 857-865, 2015.

Q 疑問 15-6 腰部脊柱管狭窄に対する手術の有効性はどの程度明らかにされているのか？

脊柱管狭窄に対しては，手術は有効だが，経年的劣化の傾向が認められることが，脊椎外科医の間で認識されています。

その後，すべり症を除く脊柱管狭窄では，除圧術は保存療法より有効であるという報告が出ています[1,2]。別の報告では，脊柱管狭窄や腰痛では，手術の有効性は限定的であるとされています[3]。

麻痺に焦点を当てた研究もあります。それによれば，腰部脊柱管狭窄に伴う麻痺は，椎間板ヘルニアのそれとは臨床的意義，予後が異なる可能性があります[4]。椎間板ヘルニアに伴う高度な神経根性の麻痺が自然経過のなかで回復するのとは違うという指摘です。専門医の認識を裏付ける研究結果です。

近年，棘突起間デバイスが広く行われてきました。それらの結果をみてみます。腰部脊柱管狭窄による棘突起間デバイスの優位性は確認されないという報告が，除圧術との比較で出されています[5]。

別の報告では，X-Stop法は除圧術と同等の成績が得られています[6,7]。ただし，X-Stop法は再手術率が26％と高いことと，高額な費用が問題点として指摘されています。それでは，このX-Stop法の有効性の持続はどうなのか，神経根の圧迫部位によって治療成績に差はないのか，馬尾型には有効なのかといった疑問が出てきます。

X-Stop法と従来の除圧術との比較をした報告がいくつか出されています。それによれば，X-Stop法の優位性は証明出来ません[5]。高い再手術率も指摘されています。別の報告によれば，やはり，高い再手術率と費用が高額であることが指摘されています[8]。さらに，近年，両者とも有意な改善がみられ，成績に差がありません。ただ，高い再手術率がここでも指摘されています。X-Stop法に重篤な合併症があるとの指摘もあります[9]。これらの結果から，X-Stop法は，少なくとも，費用対効果の点でさらに検討する必要がありそうです。

腰部脊柱管狭窄の手術に関しては，症例の選択も問題視されています。それによれば，喫煙者以外は手術でより良い治療成績が得られるとされています[10]。すなわち，喫煙者に関しては，良い治療成績が期待できないということです。

別の報告によれば，ある術式の低侵襲手術が標準的な除圧術に劣るという報告[5]，そして，低侵襲除圧術について相反するエビデンスがあるという報告もあります[5,6]。これらの論文から，各手術法の間に有効性，安全性，再手術率に利害損失があるので，十分な術前評価や術式選択が必要であることが窺われます[7]。

1〜2椎間の脊柱管狭窄を有する高齢者では，低侵襲の除圧術に限定すべきであるという報告もあります[11]。

　手術の有効性の持続期間に関して言えば，4〜8年で手術効果は減少すると指摘している論文があります[12]。一方，非手術群では安定した成績が得られるとしています。我々の研究でも，術後に神経症状が完全に回復した症例では，経年的劣化は認められません。しかし，部分回復の症例では，術後長期にみていると，自覚的に悪化する傾向が認められます。

　後方除圧術の術式間での差異を論じている論文があります。それによれば，従来の椎弓切除と比べて，後方除圧のさまざまな術式の優位性を示すエビデンスは低いという結論が出されています[13]。この事実は，術式がさまざまでも，治療成績それ自体は変わらないということを示しています。

　近年，固定術は脊椎の不安定性に関するエビデンスのある患者に限定すべきだという報告があります[14]。ただ，問題は，不安定性の定義，あるいは脊椎の不安定性と治療成績や症状との関係です。この点について，十分な見解の一致は得られていないので，これをどう定義し，解釈するかは難しいところです。

　腰部脊柱管狭窄に対する固定術についての再検討が2つの論文（Först hら［2016］，Ghogawalaら［2016］）で提起されています。これらによれば，脊柱管狭窄の治療として，固定術はもはや最良の治療法ではないとされています[15, 16]。これらの中で，固定術は不安定性，脊椎の機能破綻，椎間板狭小に伴う椎間孔絞扼に限定すべきだとしています。これらの報告でも，やはり，不安定性をどう症状と結びつけるのか，脊椎の機能破綻とは何かを，厳密に定義する必要があります。また，Ghogawalaら（2016）の報告について言えば，再手術率で椎弓切除と椎弓切除＋固定術の優劣を評価していますが，再手術率での優劣は多因子が関与しているので，それを優劣評価に使うのは問題があるのではないかという指摘があります[17]。また，評価項目の途中での変更は問題であることも指摘されています。

　Först hら（2016）の報告について言えば，除圧と除圧＋固定術の比較で，両方とも大幅な改善が得られているという結論です[15]。また，固定術併用で，合併症発現率が高頻度であること，長い手術時間，長い入院期間，高額な費用，そして，隣接椎間の問題で高い再手術率がみられるということが指摘されています。

　今後，変性すべり症を含めて，腰部脊柱管狭窄に対して固定術をどのような症例に併用するのかを，緻密なスタディデザインによって研究を進める必要があります。

腰部脊柱管狭窄に対する手術の有効性は確立されている。しかし，経年的な症状の推移や固定術併用の問題など，解明すべき課題が存在する。

●文　献

1) Weinstein JN, Tosteson TD, Lurie JD, et al : Surgical versus nonsurgical therapy for lumbar spinal stenosis. N Engl J Med 358 : 794-810, 2008.

2) Weinstein JN, Tosteson TD, Lurie JD, et al : Surgical versus nonoperative treatment for lumbar spinal stenosis four-year results of the Spine Patient Outcomes Research Trial. Spine 35 : 1329-1338, 2010.

3) Chou R, Baisden J, Carragee EJ, et al : Surgery for low back pain : a review of the evidence for an American Pain Society Clinical Practice Guideline. Spine 34 : 1094-1109, 2009.

4) Bhargava D, Sinha P, Odak S, et al : Surgical outcome for foot drop in lumbar degenerative disease. Global Spine J 2 : 125-128, 2012.

5) Moojen WA, Arts MP, Jacobs WC, et al : Interspinous process device versus standard conventional surgical decompression for lumbar spinal stenosis : randomized controlled trial. BMJ 347 : f6415, 2013.

6) Strömqvist BH, Berg S, Gerdhem P, et al : X-stop versus decompressive surgery for lumbar neurogenic intermittent claudication : randomized controlled trial with 2-year follow-up. Spine 38 : 1436-1442, 2013.

7) Deyo RA, Martin BI, Ching A, et al : Interspinous spacers compared with decompression or fusion for lumbar stenosis : complications and repeat operations in the Medicare population. Spine 38 : 865-872, 2013.

8) Wu AM, Zhou Y, Li QL, et al : Interspinous spacer versus traditional decompressive surgery for lumbar spinal stenosis : a systematic review and meta-analysis. PLoS One 9 : e97142, 2014.

9) Lønne G, Johnsen LG, Rossvoll I, et al : Minimally invasive decompression versus x-stop in lumbar spinal stenosis : a randomized controlled multicenter study. Spine 40 : 77-85, 2015.

10) Pearson A, Lurie J, Tosteson T, et al : Who should have surgery for spinal stenosis? Treatment effect predictors in SPORT. Spine 37 : 1791-1802, 2012.

11) Försth P, Michaëlsson K, Sandén B : Does fusion improve the outcome after decompressive surgery for lumbar spinal stenosis? : A two-year follow-up study involving 5390 patients. J Bone Joint Surg Br 95 : 960-965, 2013.

12) Lurie JD, Tosteson TD, Tosteson A, et al : Long-term outcomes of lumbar spinal stenosis : eight-year results of the Spine Patient Outcomes Research Trial (SPORT). Spine 40 : 63-76, 2015.

13) Overdevest GM, Jacobs W, Vleggeert-Lankamp C, et al : Effectiveness of posterior decompression techniques compared with conventional laminectomy for lumbar stenosis. Cochrane Database Syst Rev (3): CD010036, 2015.

14) Peul WC, Moojen WA : Fusion for Lumbar Spinal Stenosis-Safeguard or Superfluous Surgical Implant? N Engl J Med 374 : 1478-1479, 2016.

15) Försth P, Ólafsson G, Carlsson T, et al : A Randomized, Controlled Trial of Fusion Surgery for Lumbar Spinal Stenosis. N Engl J Med 374 : 1413-1423, 2016.

16) Ghogawala Z, Dziura J, Butler WE, et al : Laminectomy plus Fusion versus Laminectomy Alone for Lumbar Spondylolisthesis. N Engl J Med 374 : 1424-1434, 2016.

17) Pearson A : Does fusion improve outcomes in degenerative spondylolisthesis? The Spine blog, April 22, 2016.
http://journals.lww.com/spinejournal/blog/SpineBlog/Lists/Posts/Post.aspx?List=fea1fbdc-871e-4a1b-baa2-0e30c9327a5f&ID=432&Web=19444daf-e6f0-4bcd-9d21-971648965129

疑問 15-7 腰痛に対する固定術の有効性は立証されているのか？

　近年，固定術にも限界があり，特に高齢化に伴い，固定術を必ずしも全例に適応しなくてもよいのではないかという機運が脊椎外科の専門医の間で出ています。

　固定術をめぐる騒動は，かなり昔から提起されていました。アメリカでの固定術をめぐる騒動のきっかけは，雑誌に出た一つの記事からです。その記事のタイトルは，"A Knife in the Back" というものです[1]。そのなかで，固定術に対する批判が述べられています。

　ここで批判の内容をまとめてみます。まず，脊椎外科医は，慢性腰痛例の85％に疼痛発生源を同定できていないという指摘です。第2に，脊椎の治療学会は，意見の相違によって分断された競合するフランチャイズの世界である。第3に，固定術を支持する根拠（経験的裏付け）が乏しい。第4に，金銭的な問題が，診断や治療の選択に影響を及ぼしている。第5に，脊椎外科医の急増と手術技術の普及が手術率を上昇させている。第6に，弁護士と診断する医師との癒着が労災患者に対する不必要な手術を増やしている。第7に，専門家グループとインプラント製造業者がEBMに基づく研究を妨げている。

　このように，記事の内容は極めて激烈です。執筆者は，実際に手術を受けての経験に基づいて書いています。この記事は，医療の受け手側と脊椎の専門医との間で対話が必要であることを示唆しています。

　一方，医師は，固定術に対してどのような認識を持っているでしょうか。私なりに考えてみます。第1に，固定術は腰痛に対して有効な手技の一つである。第2に，不安定性を伴う腰椎では固定術を併用することにより，手術成績がより向上する。ただ，あらゆる腰痛が固定術で消失するわけでもない。第3に，固定術の手技は強固であれば強固である程良い。

　このような認識が，近年の研究の進歩で妥当性を持っているか検討することが出来ます。

　そもそも，固定術を実施する目的は何でしょうか。まず，局所症状（腰痛）の改善です。第2に，下肢症状があれば，下肢症状のより良き改善です。第3に，症状が術後に，再燃や再発することを予防することです。残念ながら，現時点では，これらの目的が固定術を行うことにより十分達成出来るかどうかは不明です。

　固定術を実施する際には，その目的と有効性，さらには限界に対する認識を，術前に患者と共有しておくことが必須です。

　将来の方向性に目を向けて固定術を考えてみます。筆者が整形外科で研修を始

めた頃は，関節外科での最終的な解決策は固定術でした．いま，変形性関節症で固定術を選択するというのは極めて例外的です．脊椎外科でも，将来，いまは想像すら出来ない解決策が提示される日が到来するに違いありません．

腰痛に対する固定術は，最終的な問題解決とはならない．

●文　献
1) Groopman J : "A Knife in the Back." The New Yorker, April 8, 2002.

Q 疑問 15-8 なぜ，固定術の実施率が急上昇しているのか？ －高まる批判－

　米国で脊椎固定術の実施率が急上昇しています。その原因は，商業的，金銭的な理由であると糾弾された記事が雑誌に掲載され，これが社会的な関心を呼ぶきっかけになったことは疑問15-7に記しました[1]。実際，脊椎固定術が1996～2001年の間に77％も増加していることが報告されています[2]。インストルメンテーションの併用による脊椎固定術の実施率が大幅に上昇したことが一つの理由です。結果的に，医療費の著しい上昇を招きました。一方で，新技術導入によっても治療成績は改善していないことも明らかになりました。この結果をもとに，費用対効果も含めて再検証の必要があると指摘されています。

　その後も，固定術の急激な増加に批判が続いています。例えば，固定術の実施率に地域により大きな差異があること，手術の実施率が60歳以上の患者で急上昇していること，再手術の実施率が高いこと，そして高率に合併症が発生していることが指摘されています[3,4]。その原因は，過剰な適応拡大の結果なのでしょうか。あるいは不明確な適応基準が原因なのでしょうか。いま，固定術実施の妥当性が厳しく問われています。

　別の報告では，脊椎固定術の初回手術の件数が2004年までに増加し，それに比例して再手術も増加しているという報告があります[5]。

　その後も，脊椎の固定術が急増していることに対する批判が報告されています。ここでも，脊椎手術実施率が大幅に上昇している一因に固定術の実施率の急増が挙げられています[6~8]。この手術実施率の増加に，医師の熱心さが関与しているという指摘もあります[9]。つまり，科学的根拠に裏付けられた固定術が増えているわけではないことを暗示しています。

　このような状況に対して，第三者費用支払い機関が脊椎固定術実施に際して，まず保存療法を実施することを勧告しています[10]。近年，米国における脊椎固定術の費用は年間400億ドルにも達し，1993～2011年で固定術が6倍以上増加していることが報告されています[11]。別の報告によれば，椎間板変性疾患に対する固定術が2000～2004年にかけて2.4倍に増加しています[12]。

　このような固定術実施率の急上昇に対して，医療保険会社（BC&BS）が，椎間板変性疾患と椎間板ヘルニアに対する固定術の費用支払いを停止するという状況に至りました。この結果，方針変更前の数年間に固定術が急増し，変更2年後に急激に減少したことが明らかになっています[13]。

　このような状況に対して，労災補償プログラムでは合併症のない椎間板変性疾患に対する固定術の費用を負担することを停止しました[14]。

　一方で，簡便な事前承諾プログラムと啓発教育で，脊椎の手術実施率が大幅に

低下していることが報告されています[15]。ただ，保存療法を長期に実施することによって費用は増えてしまうという皮肉な結果ももたらしています[16]。また，この両者の違いは対象症例やスタディデザイン（study design）の違いであることを指摘している報告もあります[17]。

このように，米国では固定術の急増が社会問題になっています。この固定術の急増が，科学的根拠に基づかないことは明らかです。いま，脊椎外科医は明確な固定術実施の根拠を国民に提示することが迫られています。

A 固定術が急増していることを科学的な理由では説明できない。

●文　献

1) Abelson R, Petersen M : An operation to ease back pain bolsters the bottom line, too. New York Times, December 31, 2003.

2) Bono CM, Lee CK : Critical analysis of trends in fusion for degenerative disc disease over the past 20 years : influence of technique on fusion rate and clinical outcome. Spine 29 : 455-643, 2004.

3) Deyo RA, Nachemson A, Mirza SK : Spinal-fusion surgery - the case for restraint. N Engl J Med 350 : 722-726, 2004.

4) Deyo RA, Gray DT, Kreuter W, et al : United States trends in lumbar fusion surgery for degenerative conditions. Spine 30 : 1441-1445, 2005.

5) Ong KL, et al : Age and gender prevalence of revision spine fusion rates in the United States from 1990 to 2004. presented at the annual meeting of the American Academy of Orthopaedic Surgeons, Chicago, 2006 ; as yet unpublished.

6) Carragee EJ, Deyo RA, Kovacs FM, et al : Clinical research : is the spine field a mine field? Spine 34 : 423-430, 2009.

7) Deyo RA, Mirza SK, Martin BI, et al : Trends, major medical complications, and charges associated with surgery for lumbar spinal stenosis in older adults. JAMA 303 : 1259-1265, 2010.

8) Rajaee SS, Bae HW, Kanim LE, et al : Spinal fusion in the United States : analysis of trends from 1998 to 2008. Spine 37 : 67-76, 2012.

9) Bederman SS, Coyte PC, Kreder HJ, et al : Who's in the driver's seat? The influence of patient and physician enthusiasm on regional variation in degenerative lumbar spinal surgery : a population-based study. Spine 36 : 481-489, 2011.

10) The Transient Nature of Scientific "Truths". The BackLetter 26 : 26, 2011.

11) Deyo RA : Fusion surgery for lumbar degenerative disc disease : still more questions than answers. Spine J 15 : 272-274, 2015.

12) Yoshihara H, Yoneoka D : National trends in the surgical treatment for lumbar degenerative disc disease : United States, 2000 to 2009. Spine J 15 : 265-271, 2015.

13) Martin BI, Deyo RA, Lurie JD, et al : Effects of a Commercial Insurance Policy Restriction on Lumbar Fusion in North Carolina and the Implications for National Adoption. Spine 41 : 647-655, 2016.

14) Washington State Department of Labor and Industries Surgical guideline for lumbar fusion, 2016.3.7

15) Fox J, Haig AJ, Todey B, et al : The effect of required physiatrist consultation on surgery rates for back pain. Spine 38 : E178-E184, 2013.

16) Goodman RM, Powell CC, Park P : The Impact of Commercial Health Plan Prior Authorization Programs on the Utilization of Services for Low Back Pain. Spine 41 : 810-815, 2016.

17) Shmagel A, Foley R, Ibrahim H : Epidemiology of Chronic Low Back Pain in US Adults : Data From the 2009-2010 National Health and Nutrition Examination Survey. Arthritis Care Res 68 : 1688-1694, 2016.

Q 疑問 15-9 椎間板性腰痛に対する固定術の有効性は確立されているのか？
－検証法の不確実性－

　米国の脊椎外科医は，下肢痛を伴わない腰痛の症例に対して，治療手段として固定術を用いています。その根拠は，椎間板造影による腰痛の再現です。問題は，椎間板造影による疼痛再現を根拠に固定術を実施した場合，治療成績は良好であるのかということです。

　ここで，椎間板性腰痛の定義の議論はいったん留保しておきます。そのうえで，"椎間板性腰痛" に対する固定術のアウトカムについて，報告をみてみます。

　まず，インストルメント(instrument)を併用した後側方固定術では，良(good)と優(excellent)の成績を得た症例が39％に過ぎないという報告があります[1]。同様の報告が別にあります[2]。

　前方固定術と後側方固定術の比較をした研究もあります[3, 4]。それによれば，職場復帰についてみると，前方固定では50％，後側方固定では75％という復帰率です。

　よく知られていることですが，労災患者の腰痛に対する固定術の成績は不良です[5]。この論文によれば，1年後，64％はなお休職中です。近年，同一著者の論文が発表されており，結論は同じです。労災患者では脊椎固定術の結果は不良です[6]。

　別の報告です。労災患者で術後2年以内に仕事を再開した患者はわずか約25％に過ぎないという報告もあります[7]。作業関連腰痛に対する固定術の適応については慎重に考慮する必要があります。

　そもそも，椎間板性腰痛に対する固定術の有効性を結論づけるのは，現時点での文献評価では不可能としている論文があります[8]。別の報告でも，固定術適応決定の検査に有用性はないとしています[9, 10]。また，固定術が良いアウトカムをもたらすかどうかという予後を占う因子について，現時点では，一致する見解がないことも指摘しています。椎間板変性疾患に対する固定術の有効性の立証は不可能であると，複数の無作為化対照試験(randomized controlled trial，RCT)で結論を出している論文もあります[11]。

　椎間板性腰痛の定義，固定術の適用，そして固定術の有効性を議論する場合，いかに難しい問題が多くあるかが，これらの論文からわかります。

　近年のRCTによる研究によれば，椎間板変性疾患に対する固定術は，特に優れた長期結果は得られていないとする報告があります[12]。

　このようにみてみると，椎間板性腰痛の定義の混乱とそれを同定する手技の信頼性の低さが，固定術の有効性の立証を困難にしているのではないかという疑問が沸いてきます。

椎間板性腰痛に対する固定術の有効性は，まだ確立されていない。その理由は，固定術の適応と椎間板性腰痛を同定する手技の妥当性が立証されていない点にある。

● 文 献

1) Parker LM, Murrell SE, Boden SD, et al : The outcome of posterolateral fusion in highly selected patients with discogenic low back pain. Spine 21 : 1909-1916, 1996.
2) Kuslich SD, Ulstrom CL, Griffith SL, et al : The Bagby and Kuslich method of lumbar interbody fusion. History, techniques, and 2-year follow-up results of a United States prospective, multicenter trial. Spine 23 : 1267-1278, 1998.
3) Greenough CG, Taylor LJ, Fraser RD : Anterior lumbar fusion : results, assessment techniques and prognostic factors. Eur Spine J 3 : 225-230, 1994.
4) Greenough CG, Peterson MD, Hadlow S, et al : Instrumented posterolateral lumbar fusion. Results and comparison with anterior interbody fusion. Spine 23 : 479-486, 1998.
5) Nguyen T, et al : Functional outcomes of lumbar fusion among the Ohio workers' compensation subjects, presented at the Primary Care Forum VIII. Amsterdam, 2006 ; as yet unpublished.
6) Anderson JT, Haas AR, Percy R, et al : Single-level lumbar fusion for degenerative disc disease is associated with worse outcomes compared with fusion for spondylolisthesis in a workers' compensation setting. Spine 40 : 323-331, 2015.
7) Nguyen TH, Randolph DC, Talmage J, et al : Long-term outcomes of lumbar fusion among workers' compensation subjects : a historical cohort study. Spine 36 : 320-331, 2011.
8) Mirza SK, Deyo RA : Systematic review of randomized trials comparing lumbar fusion surgery to nonoperative care for treatment of chronic back pain. Spine 32 : 816-823, 2007.
9) Willems PC, Staal JB, Walenkamp GH, et al : Spinal fusion for chronic low back pain : systematic review on the accuracy of tests for patient selection. Spine J 13 : 99-109, 2013.
10) Willems P, de Bie R, Oner C, et al : Clinical decision making in spinal fusion for chronic low back pain. Results of a nationwide survey among spine surgeons. BMJ Open 1 : e000391, 2011.
11) Mannion AF, Brox JI, Fairbank JC : Consensus at last! Long-term results of all randomized controlled trials show that fusion is no better than non-operative care in improving pain and disability in chronic low back pain. Spine J 16 : 588-590, 2016.
12) Mannion AF, Brox JI, Fairbank JC : Comparison of spinal fusion and nonoperative treatment in patients with chronic low back pain : long-term follow-up of three randomized controlled trials. Spine J 13 : 1438-1448, 2013.

Q 疑問 15-10 固定術の有効性は確立されているのか？

　固定術の有効性とその成績については，多くの論文が発表されています。しかし，現在もなお，相反する結論が出されていて，見解の一致が得られていません。腰痛に対する新たな病態認識が浸透し始めた近年の論文から，その経過をみてみます。

　まず，高度な腰痛に対して，固定術は保存療法より優れているとの報告があります[1, 2]。それらによれば，固定術の術式による差はありません。2年後以降，平均6.5年後のいずれかの時点で，その利点は消失しているとも指摘しています。ただ，この研究はスタディデザイン（study design）に問題があります。

　次の報告は，術式の優劣を論じた論文です[3]。それによれば，分離すべり症に対して，後側方固定術が後方椎体間固定術よりも良い成績が得られています。すなわち，"強固な固定イコールより良好な成績" という脊椎外科医の認識が否定された格好です。

　費用対効果の観点からの報告があります。脊椎固定術を，TKA（膝関節全置換術），THA（股関節全置換術），あるいは冠動脈バイパス手術と比較した研究です。それによれば，SF-36® でみる限り，3者すべてに同等な費用対効果が得られるという結論です[4]。この研究の問題点は，対象と対照群の設定が，リンゴとミカンの比較になっていることです。また，商業的バイアスが入っています。このような研究では，地域住民を対象にしたスタディデザインがより妥当です。最後に，他の手術と年齢層に違いがあります。

　その後，この論文[4]と同様の結果が報告されています。それによれば，固定術はTKAやTHAと同等の治療成績が得られるという結論です[5]。

　次に，保存療法と固定術を比較した研究をみてみます。椎間板変性を伴う慢性腰痛に対して保存療法と固定術を比較検討した論文が多くあります。それらによれば，運動療法と認知行動療法による保存療法とインストルメント併用の固定術で治療成績に差はありません[6~12]。この点については，疑問14-1でも紹介しました。認知行動療法に積極的な運動を組み合わせると，固定術とほぼ同程度の効果が得られるというのが結論です。

　術式による治療成績の差異を論じた論文が他にもあります。それによれば，慢性腰痛に対しては，インストルメント併用の後側方固定術よりも，全周性の固定（後方インストルメント併用の後側方固定とケージ）がより良好な成績が得られるとしています[13]。この結論は先に紹介した報告[3]とは逆です。

　全周性の脊椎固定術での術式の差異を論じている研究もあります。それによれば，移植骨併用のほうがチタン製ケージよりも有効で，費用対効果や職場復帰率

も高いと結論づけています[14]。

　このような見解の不一致に対して，そもそも，変性疾患に対する固定術の科学的根拠が欠如していると，厳しい指摘をしている論文もあります[15]。

　腰痛の治療手段として手術（固定術）がよいのか，保存療法がよいのかという問題が多く議論されています。それについて，系統的レビューをみてみます。固定術と保存療法の比較では，社会人口学的要素（訴訟，心理学的問題，社会的問題）を評価できる研究は，わずかしかありません[16]。そのなかで，数少ない研究のうち，欧州の2つの研究では，固定術が保存療法より治療成績が良いとしていることが紹介されています。さらに，社会人口学的要素だけで手術を排除する証拠はないともしています。固定術の推奨度は「弱」です。

　別の系統的レビューでは，心理学的障害が，慢性腰痛治療の成績に影響を与えるという結論です[17, 18]。その中で，人格障害のない患者は固定術のほうが良いとされています。人格障害，うつ，神経症的傾向の強い患者は保存療法が良いとしています。固定術の推奨度は「弱」です。

　いずれにしても，固定術の実施を考慮する際には，心理・社会的因子の検討は欠かせません。事実，心理的因子の検討が，固定術の予後を予測するのに有用であるとする論文があります[19]。

　それでは，固定術が有効な治療手段であることを予測できないのかという疑問があります。その点について，固定術が有効であることを予測できるサブグループは同定が不可能であるという悲観的な結果が出されています[20]。

　別の報告によれば，固定術の効果はそれほど大きくなく，合併症と変性椎間板に対する再手術が増加していることを指摘しています[21]。

　近年，固定術に再検討を促す研究結果が報告されています。例えば，変性すべり症を含む1〜2椎間の脊柱管狭窄の大多数で，固定術は必要ないとしている論文があります[22]。これについては疑問15-6でも紹介しています。また，固定術は疼痛を効果的に消失させる有効性を有していないとしている研究もあります[23]。この結論は，従来の研究，すなわち，固定術の利点は大きくないという報告と一致しています。このような研究が多く出る背景には，米国では集学的リハビリテーションの実施が，医療保険の支払対象になっていないことが一因として挙げられます。

　以上，紹介したように，固定術の有効性については，良好とする研究，あるいは保存療法と同等とするもの，あるいは，費用対効果，合併症などの点で問題ありとする研究，とさまざまです。今後，固定術の真の適応は何か，そして最善な術式は何かについて，緻密なスタディデザインによる研究を基に論ずる時期に来ています。

A 治療手段としての固定術の有効性に関しては未確立である。我々の認識の妥当性に，多くの疑問と混乱が認められる。

●文　献

1) Fritzell P, Hägg O, Wessberg P, et al : 2001 Volvo Award Winner in Clinical Studies : Lumbar fusion versus nonsurgical treatment for chronic low back pain : a multicenter randomized controlled trial from the Swedish Lumbar Spine Study Group. Spine 26 : 2521-2532, 2001.
2) Hägg O, Fritzell P : Re : Brox JI, Sörensen R, Friis A, et al : Randomized clinical trial of lumbar instrumented fusion and cognitive intervention and exercises in patients with chronic low back pain and disc degeneration. Spine 28 : 1913-1921, 2003, Spine 29 : 1160-1161, 2004.
3) Madan S, Boeree NR : Outcome of posterior lumbar interbody fusion versus posterolateral fusion for spondylolytic spondylolisthesis. Spine 27 : 1536-1542, 2002.
4) Polly DW Jr, Glassman SD, Schwender JD, et al : SF-36 PCS benefit-cost ratio of lumbar fusion comparison to other surgical interventions : a thought experiment. Spine 32 (11 Suppl): S20-S26, 2007.
5) Phillips FM, Slosar PJ, Youssef JA, et al : Lumbar spine fusion for chronic low back pain due to degenerative disc disease : a systematic review. Spine 38 : E409-E422, 2013.
6) Brox JI, Sørensen R, Friis A, et al : Randomized clinical trial of lumbar instrumented fusion and cognitive intervention and exercises in patients with chronic low back pain and disc degeneration. Spine 28 : 1913-1921, 2003.
7) Brox JI : Randomized clinical trial of lumbar instrumented fusion and cognitive intervention and exercises for the postlaminectomy syndrome. Ann Rheum Dis 62 (suppl 1): 229, 2003.
8) Fairbank J, Frost H, Wilson-MacDonald J, et al : Randomised controlled trial to compare surgical stabilisation of the lumbar spine with an intensive rehabilitation programme for patients with chronic low back pain : the MRC spine stabilisation trial. BMJ 330 : 1233, 2005.
9) Ostelo RW, van Tulder MW, Vlaeyen JW, et al : Behavioural treatment for chronic low-back pain. Cochrane Database Syst Rev(1): CD002014, 2005.
10) Airaksinen O, Brox JI, Cedraschi C, et al : Chapter 4. European guidelines for the management of chronic nonspecific low back pain. Eur Spine J 15(Suppl 2): S192-S300, 2006.
11) Chou R, Loeser JD, Owens DK, et al : Interventional therapies, surgery, and interdisciplinary rehabilitation for low back pain : an evidence-based clinical practice guideline from the American Pain Society. Spine 34 : 1066-1077, 2009.
12) Mannion AF, Brox JI, Fairbank JC : Comparison of spinal fusion and nonoperative treatment in patients with chronic low back pain : long-term follow-up of three randomized controlled trials. Spine J 13 : 1438-1448, 2013.
13) Videbaek TS, Christensen FB, Soegaard R, et al : Circumferential fusion improves outcome in comparison with instrumented posterolateral fusion : long-term results of a randomized clinical trial. Spine 31 : 2875-2880, 2006.
14) Freeman BJ, Steele NA, Sach TH, et al : ISSLS prize winner : cost-effectiveness of two forms of circumferential lumbar fusion : a prospective randomized controlled trial. Spine 32 : 2891-2897, 2007.
15) Deyo RA : Point of view : in response to spinal fusion in the United States : analysis of trends from 1998 to 2008. Spine 37 : 77, 2012.
16) Mroz TE, Norvell DC, Ecker E, et al : Fusion versus nonoperative management for chronic low back pain : do sociodemographic factors affect outcome? Spine 36 (21 Suppl): S75-S86, 2011.
17) Schade V, Semmer N, Main CJ, et al : The impact of clinical, morphological, psychosocial and work-related factors on the outcome of lumbar discectomy. Pain 80 : 239-249, 1999.

18) Daubs MD, Norvell DC, McGuire R, et al : Fusion versus nonoperative care for chronic low back pain : do psychological factors affect outcomes? Spine 36（21 Suppl）: S96-S109, 2011.

19) Chou R, Shekelle P : Will this patient develop persistent disabling low back pain? JAMA 303 : 1295-1302, 2010.

20) Willems PC, Staal JB, Walenkamp GH, et al : Spinal fusion for chronic low back pain : systematic review on the accuracy of tests for patient selection. Spine J 13 : 99-109, 2013.

21) Chou R : Commentary : Successful spinal fusion surgery : can we improve the odds? Spine J 13 : 110-112, 2013.

22) Försth P, Michaëlsson K, Sandén B : Does fusion improve the outcome after decompressive surgery for lumbar spinal stenosis? : A two-year follow-up study involving 5390 patients. J Bone Joint Surg Br 95 : 960-965, 2013.

23) Mino DE, et al : Lumbar fusion : High cost continues after surgery-Two-year retrospective medical and pharmacy claims study following lumbar fusion for degenerative conditions. Cigna Insurance Company, presented at the annual meeting of the American Academy of Orthopaedic Surgeons（AAOS）, New Orleans, 2014.

疑問 15-11 固定術による疼痛緩和効果は十分か？

痛みに絞って，固定術の有効性について文献をみてみます。

まず，後側方固定術を実施して2年後の調査結果では，疼痛の改善が得られ，5年後もその効果は持続しているとの結論です[1]。別の論文では，後側方固定術後，大多数で疼痛と機能の改善は得られたが，疼痛が消失したのはごく一部であると報告されています[2]。当然と言えば当然ですが，労災患者に対する固定術の成績は不良です[3]。

このように，固定術をすれば完全に痛みがとれるかというと，なかなかそのような結果は得られていません。下肢痛を伴わない腰痛を治療する場合には，まず，十分な評価が求められます。手術をする場合には，「病態編」疑問1-1や「治療編」疑問1，疑問5-3で述べたように説明に基づく決定（インフォームドデシジョン，informed decision）を目標にして手術に臨むことが望ましいと考えます。説明に基づく選択（インフォームドチョイス，informed choice）です[4]。手術に踏み切る前に，痛みに対するさまざまな対処の仕方や治療法の選択を患者と十分に話し合うことが大切です。

固定術が疼痛を寛解するのに十分な手技であるとは言い切れない。

●文 献

1) Christensen FB, Hansen ES, Eiskjaer SP, et al : Circumferential lumbar spinal fusion with Brantigan cage versus posterolateral fusion with titanium Cotrel-Dubousset instrumentation : a prospective, randomized clinical study of 146 patients. Spine 27 : 2674-2683, 2002.
2) Andersen T, Christensen FB, Hansen ES, et al : Pain 5 years after instrumented and non-instrumented posterolateral lumbar spinal fusion. Eur Spine J 12 : 393-399, 2003.
3) Nguyen TH, Randolph DC, Talmage J, et al : Long-term outcomes of lumbar fusion among workers' compensation subjects : a historical cohort study. Spine 36 : 320-331, 2011.
4) Weinstein JN : Balancing science and informed choice in decisions about vertebroplasty. N Engl J Med 361 : 619-621, 2009.

疑問 15-12　変性すべり症に対する除圧と除圧・固定術併用を比較した研究はあるか？

　固定術の適応として，見解の一致が最も広く得られている一つが変性すべり症です。

　そこで，変性すべり症についての報告をみてみます。固定群が椎弓切除群のみより術後のすべりの進行が少なく，腰痛や下肢痛も含めて治療成績が良好であるという報告があります[1]。この報告は以前から広く引用されています。しかし，その後の報告はあまりみられません。

　我々は，除圧のみ，Graf制動術併用，そして後側方固定術併用の3群を比較しました[2,3]。それらによれば，第1に，制動術や固定術の併用は，術後残存腰痛の防止に有効です。第2に，神経症状の改善には3群間で差はありません。そして，下肢症状の再燃に制動や固定が有効とは言えない。このような結論でした。

　上で紹介した報告[1]と同様に，固定群が除圧群より良好な成績が得られているという報告があります[4]。ただし，この研究は系統的レビュー（randomized controlled trial，RCT）以外を含んだレビューでの結論です。

　別の報告では，固定術の併用は，すべりの進行を抑制し，良好な成績が得られています。ただし，その根拠は強固ではないとの結論です[5]。

　最近，疑問15-10でも紹介したように，相次いで腰部脊柱管狭窄に対する固定術の優位性に疑問を呈する報告が出されています。ここに再度紹介します。従来の椎弓切除と比べて，後方除圧のさまざまな術式の優位性を示すエビデンスは低いとされています[6]。別の報告では，固定術は脊椎の不安定性に関するエビデンスのある患者に限定すべきとされています[7]。ただし，脊椎の不安定性の定義が問題です。なぜなら，X線上で不安定性を有する患者に無症状例が少なくないことは多くの研究が指摘しているところだからです。

　大きな話題を呼んだのが疑問15-6でも紹介した2つの論文（Försthら[2016]，Ghogawalaら[2016]）です。それらによれば，脊柱管狭窄の治療として固定術はもはや最良の治療法ではないとしています[8,9]。Ghogawalaら（2016）[9]の論文には別に紹介したように，いくつかの批判があります。しかし，固定術の併用に関して一石を投じた研究であることは間違いありません。

> 変性すべり症には固定術を一律に併用するとは考えずに，厳密な適応を確立していく必要がある。そのためにも，臨床研究のスタディデザインに工夫が必要である。

●文　献

1) Herkowitz HN, Kurz LT : Degenerative lumbar spondylolisthesis with spinal stenosis. A prospective study comparing decompression with decompression and intertransverse process arthrodesis. J Bone Joint Surg Am 73 : 802-808, 1991.

2) Konno S, Kikuchi S : Prospective study of surgical treatment of degenerative spondylolisthesis : comparison between decompression alone and decompression with graf system stabilization. Spine 25 : 1533-1537, 2000.

3) 紺野慎一，菊地臣一：腰椎変性すべり症の治療．非固定とGraf制動術，後側方固定術併用との比較．臨整外 38 : 249-255, 2003.

4) Martin CR, Gruszczynski AT, Braunsfurth HA, et al : The surgical management of degenerative lumbar spondylolisthesis : a systematic review. Spine 32 : 1791-1798, 2007.

5) Watters WC 3rd, Bono CM, Gilbert TJ, et al : An evidence-based clinical guideline for the diagnosis and treatment of degenerative lumbar spondylolisthesis. Spine J 9 : 609-614, 2009.

6) Overdevest GM, Jacobs W, Vleggeert-Lankamp C, et al : Effectiveness of posterior decompression techniques compared with conventional laminectomy for lumbar stenosis. Cochrane Database Syst Rev(3): CD010036, 2015.

7) Peul WC, Moojen WA : Fusion for Lumbar Spinal Stenosis-Safeguard or Superfluous Surgical Implant? N Engl J Med 374 : 1478-1479, 2016.

8) Försth P, Ólafsson G, Carlsson T, et al : A Randomized, Controlled Trial of Fusion Surgery for Lumbar Spinal Stenosis. N Engl J Med 374 : 1413-1423, 2016.

9) Ghogawala Z, Dziura J, Butler WE, et al : Laminectomy plus Fusion versus Laminectomy Alone for Lumbar Spondylolisthesis. N Engl J Med 374 : 1424-1434, 2016.

Q疑問 15-13 人工椎間板は最終的な治療か，あるいは一時的流行か？

　21世紀に入り腰椎の手術に人工椎間板が導入され，大きな話題を呼びました。ただ，頚椎の人工椎間板と比べ，腰椎の人工椎間板には合併症の発生などの問題があり，このところ発表がありません。

　人工椎間板が最終的な治療法として確立していくのか，あるいは一時的な流行なのか，今後，長期成績の結果を見る必要があります。

　人工椎間板の利点としては，疼痛の緩和，椎間可動性の維持，そして隣接椎間板の変性の防止，あるいは軽減という利点があります。

　問題点としては，成績向上の鍵である有痛性椎間板の同定法が未だに確立されていません。椎間板造影による疼痛再現を評価に使うことには問題があることは既に紹介しました。また，人工椎間板にはさまざまな合併症，追加手術の増加，費用対効果が低いという問題点が指摘されています。さらに，隣接椎間板への影響が不明で，長期のアウトカムも不明です。インプラントやインターフェースの摩耗も未知の課題として残っています[1〜7]。今後，緻密なスタディデザイン（study design）で長期的な利点を立証する必要があります。

　人工椎間板と同様に，椎間の可動性を有する術式にGraf制動術があります。Graf制動術の長期成績が報告されています[8]。それによれば，X線学的に不安定性を長期にわたり抑制することが確かめられています。また，他椎間へ与える影響も少ないことがわかっています。前屈制限は10年間は維持されています。さらに，設置椎間の可動域は，矢状面では術後早期から，前額面では術後5年より減少しています。ただ，前屈椎間不安定性に有効ですが，変性側弯や側方すべりには限界があることが指摘されています[9]。

　このように，椎間の可動性を維持するという術式はさまざま試みられています。しかし，最終的な解決策として認められるということにはなっていないというのが実態です。

人工椎間板が今後も使われていくのかどうかはわからない。

●文　献
1) An H, Boden SD, Kang J, et al : Summary statement : emerging techniques for treatment of degenerative lumbar disc disease. Spine 28（15 Suppl）: S24-S25, 2003.
2) Polly DW Jr : Adapting innovative motion-preserving technology to spinal surgical practice : what should we expect to happen? Spine 28 : S104-S109, 2003.

3) Boden SD, Balderston RA, Heller JG, et al : An AOA critical issue. Disc replacements : this time will we really cure low-back and neck pain? J Bone Joint Surg Am 86 : 411-422, 2004.

4) Ilharreborde B, et al : Efficiency of total disc replacement arthroplasty in the treatment of chronic low back pain. presented at the annual meeting of the International Society for the Study of the Lumbar Spine, New York, 2005 ; as yet unpublished.

5) Mirza S : Surgery for back pain–artificial disc replacement : Methodological concerns, presented at North American Spine Society Spring Break 2006 : Back to the Evidence, San Diego, 2006.

6) Zeller JL : Artificial spinal disk superior to fusion for treating degenerative disk disease. JAMA 296 : 2665-2667, 2006.

7) Zigler J, Delamarter R, Spivak JM, et al : Results of the prospective, randomized, multicenter Food and Drug Administration investigational device exemption study of the ProDisc-L total disc replacement versus circumferential fusion for the treatment of 1-level degenerative disc disease. Spine 32 : 1155-1162, 2007.

8) Onda A, Otani K, Konno S, et al : Mid-term and long-term follow-up data after placement of the Graf stabilization system for lumbar degenerative disorders. J Neurosurg Spine 5 : 26-32, 2006.

9) Kanayama M, Hashimoto T, Shigenobu K, et al : A minimum 10-year follow-up of posterior dynamic stabilization using Graf artificial ligament. Spine 32 : 1992-1996, 2007.

疑問 15-14　下肢痛を伴わない腰痛に対する手術（固定術）の有効性は確立しているのか？

下肢痛を伴わない手術に対して，米国では固定術が広く行われてきました。ただ，近年になって，固定術の適応を決める診断手段としての椎間板造影術に問題があることが提起されています。「診断編」疑問2-5でも紹介したように，椎間板造影術が椎間板変性を促進するという指摘です[1]。従って，椎間板造影術を行う際には，慎重な適応の決定が必要です。また，椎間板造影術は腰痛に対する診断手技として究極の判断基準（ゴールドスタンダード，gold standard）ではないということも提言されています[2,3]。さらには，運動療法や認知行動療法といった新たな保存療法の導入に伴い，これらの保存療法に対して固定術を含む手術が優位であることのエビデンスが未確立であることが挙げられています[4~8]。

以上のような研究成果を考えると，下肢痛を伴わない腰痛に対して，手術（固定術）を治療手段として用いる場合には，第1に，保存療法として効果があるとされている手技はすべて試したのか，第2に，精神医学的評価で問題ないと評価されたか，第3に，手術により患者が満足出来る結果が得られる確証があるか，自らに問いかける必要があります。

下肢痛を伴わない腰痛に対する固定術の有効性は未確立である。

●文　献

1) Carragee EJ, Don AS, Hurwitz EL, et al : 2009 ISSLS Prize Winner : Does discography cause accelerated progression of degeneration changes in the lumbar disc : a ten-year matched cohort study. Spine 34 : 2338-2345, 2009.
2) Carragee EJ, Alamin TF, Miller JL, et al : Discographic, MRI and psychosocial determinants of low back pain disability and remission : a prospective study in subjects with benign persistent back pain. Spine J 5 : 24-35, 2005.
3) Carragee EJ, Lincoln T, Parmar VS, et al : A gold standard evaluation of the "discogenic pain" diagnosis as determined by provocative discography. Spine 31 : 2115-2123, 2006.
4) Brox JI, Sørensen R, Friis A, et al : Randomized clinical trial of lumbar instrumented fusion and cognitive intervention and exercises in patients with chronic low back pain and disc degeneration. Spine 28 : 1913-1921, 2003.
5) Brox JI : Randomized clinical trial of lumbar instrumented fusion and cognitive intervention and exercises for the postlaminectomy syndrome. Ann Rheum Dis 62（suppl 1）: 229, 2003.
6) Fairbank J, Frost H, Wilson-MacDonald J, et al : Randomised controlled trial to compare surgical stabilisation of the lumbar spine with an intensive rehabilitation programme for patients with chronic low back pain : the MRC spine stabilisation trial. BMJ 330 : 1233, 2005.
7) Ostelo RW, van Tulder MW, Vlaeyen JW, et al : Behavioural treatment for chronic low-back pain. Cochrane Database Syst Rev（1）: CD002014, 2005.
8) Airaksinen O, Brox JI, Cedraschi C, et al : Chapter 4. European guidelines for the management of chronic nonspecific low back pain. Eur Spine J 15（Suppl 2）: S192-S300, 2006.

疑問 15-15 骨粗鬆症性椎体骨折に対する椎体形成術の評価は確立されているのか？

近年，椎体形成術という新技術が導入され，世界で広く行われています。ただ，椎体形成術の成績について，相反する報告が発表されており，混乱を来しています。例えば，無効とする報告[1,2]がある一方，有効とする報告[3,4]もあり，相反する結果です。この問題への結論は，我が国の多施設検討による検討でしか出せないのが現状です。

これらの報告をみて，一つ疑問があります。それは，椎体形成術でも，亀背形成術(kyphoplasty)では，椎体形成術と同じ成績なのか，違うのか，という疑問です[5]。

椎体形成術についての相反する報告をみると，その有効性自体に疑問が出てきます。それは，椎体形成術の不思議です。スタディデザイン(study design)の優れた報告の増加とともに有効率が急激に低下しているという事実です[6]。これをどう解釈するのでしょうか。その理由としてどのようなことが考えられるのでしょうか。実施時期の設定，画像による分類・評価，手術の実施高位といった適応基準に問題があるのでしょうか。いずれにしても，対象症例の統一化が重要です。緻密なスタディデザインによる検討が待たれます。

最近では，椎体形成術の術後成績が米国から出て来ていません。それには色々な理由があるようです。これも"不思議"の一つです。

そもそも，椎体骨折の自然経過が明確でないことが，議論に混乱を招いている一因です。椎体骨折後3カ月以上経過しても疼痛が持続している症例は，椎体形成術の適応であると主張している論文があります[7]。ただ，この論文の問題点は，疑似手術(sham surgery)介入が未設定である点です。難しい条件設定ですが，この点を克服する必要があります。これでは，プラセボ(placebo)，あるいはノセボ(nocebo)効果を排除することが出来ません。

骨粗鬆症性椎体骨折に伴う椎体形成術をめぐる疑問はさらにいくつかあります。1つは，現在の偽関節，あるいは疼痛遷延例に対する適応についての問題です。例えば，QOLや治療費を考えると急性期に実施して早期に離床という選択肢はないのかという疑問です。もう1つは，骨だけ強固な組織にして脊柱の他の構成体や他臓器との年齢相関に不均衡を生じ，それが将来，問題を起こさないのかという疑問です。我々は，いま，このような問題点に回答を出すことが求められています。

骨粗鬆症性椎体骨折に対する椎体形成術については，適応，手技，アウトカムとも，未だに不明な点がある。

● 文 献

1) Buchbinder R, Osborne RH, Ebeling PR, et al：A randomized trial of vertebroplasty for painful osteoporotic vertebral fractures. N Engl J Med 361：557-568, 2009.
2) Kallmes DF, Comstock BA, Heagerty PJ, et al：A randomized trial of vertebroplasty for osteoporotic spinal fractures. N Engl J Med 361：569-579, 2009.
3) Wardlaw D, Cummings SR, Van Meirhaeghe J, et al：Efficacy and safety of balloon kyphoplasty compared with non-surgical care for vertebral compression fracture (FREE)：a randomised controlled trial. Lancet 373：1016-1024, 2009.
4) Klazen CA, Lohle PN, de Vries J, et al：Vertebroplasty versus conservative treatment in acute osteoporotic vertebral compression fractures (Vertos II)：an open-label randomised trial. Lancet 376：1085-1092, 2010.
5) Taylor RS, Taylor RJ, Fritzell P：Balloon kyphoplasty and vertebroplasty for vertebral compression fractures：a comparative systematic review of efficacy and safety. Spine 31：2747-2755, 2006.
6) Carragee EJ：The vertebroplasty affair：the mysterious case of the disappearing effect size. Spine J 10：191-192, 2010.
7) Venmans A, Klazen CA, Lohle PN, et al：Natural history of pain in patients with conservatively treated osteoporotic vertebral compression fractures：results from VERTOS II. AJNR Am J Neuroradiol 33：519-521, 2012.

疑問 15-16 手術成績にはどのような因子が関与しているのか？

　手術成績には多くの因子が関与しています。そのなかで，脊椎外科医が注目すべき研究があります。手術後における仕事への復帰は，心理的要素と仕事の心理社会的側面に影響を受けており，MRI所見や臨床所見には全く影響されないという指摘です[1]。この研究は，脊椎外科医は，手術を計画する際には心理・社会的因子に配慮する必要があることを示唆しています。

　我々の手術成績でも同様の結果です[2~6]。ここでその結果をみてみます。まず，手術例の約10％は，術前の身体症状に精神医学的問題が関与しています。手術成績不良例の約30％で，精神医学的問題が成績不良に関与しています。第2に，リエゾン精神医学的アプローチ対象例の1/3は，医療不信に陥っています。これらの結果をまとめてみると，手術成績不良例を減少させるには，術前における精神面での評価が必須であると言えます。

　腰部脊柱管狭窄を対象に，精神医学的問題が手術成績に影響を与えているかどうかを前向きに検討してみました[7]。腰部脊柱管狭窄の手術症例における精神医学的問題を，腰痛を伴う疾患に特異的な患者立脚型の評価ツールである日本整形外科学会腰痛評価質問票（JOA Back Pain Evaluation Questionnaire, JOABPEQ）を用いて検討してみました。その結果，術前のBS-POP（Brief Scale for Psychiatric Problems in Orthopaedic Patients）で異常と判定される患者では，術後のJOABPEQ重症度スコアと手術有効率が低いという結果が得られました。すなわち，精神医学的問題は，脊柱管狭窄のJOABPEQによる手術成績評価に影響を与えています。

　別の研究では，術前にBS-POPの異常を示した患者のうち，約7割が術後1年でBS-POPが正常化しました[8]。BS-POPの異常が術後も残存する，あるいは正常から異常へ悪化する患者は，術前，術後ともにBS-POPが正常を維持した患者と比較して，手術成績が不良でした。

　この結果から，BS-POPによる評価は手術前後で変化しうることが明らかになりました。今後は，BS-POPが術後に変化するか否かを含めて，術前に精神医学的問題を予測する評価の方法をさらに検討する必要があります。

A 手術成績には，術者側の問題だけではなく，患者の精神医学的問題も関与している。

●文　献

1) Schade V, Semmer N, Main CJ, et al : The impact of clinical, morphological, psychosocial and work-related factors on the outcome of lumbar discectomy. Pain 80 : 239-249, 1999.

2) 佐藤勝彦, 菊地臣一, 増子博文, 他：脊椎・脊髄疾患に対するリエゾン精神医学的アプローチ（第1報）－脊椎退行性疾患の身体症状に影響する精神医学的問題の検討. 臨整外 34 : 1499-1502, 1999.

3) 佐藤勝彦, 菊地臣一, 増子博文, 他：脊椎・脊髄疾患に対するリエゾン精神医学的アプローチ（第2報）－整形外科患者に対する精神医学的問題評価のための簡易質問票（BS-POP）の作成. 臨整外 35 : 843-852, 2000.

4) 佐藤勝彦, 菊地臣一, 丹羽真一：脊椎・脊髄疾患に対するリエゾン精神医学的アプローチ（第4報）－腰椎退行性疾患の心理社会的因子の検討－. 日整会誌 76 : S305, 2002.

5) 佐藤勝彦, 菊地臣一, 丹羽真一, 他：退行性脊椎疾患の手術成績に関与する精神医学的因子. 日整会誌 77 : S427, 2003.

6) 佐藤勝彦, 菊地臣一, 大谷晃司, 他：脊椎・脊髄疾患に対するリエゾン精神医学的アプローチ（第3報）－腰仙椎部退行性疾患に対する手術成績に関与する精神医学的問題の検討. 臨整外 39 : 1145-1150, 2004.

7) 二階堂琢也, 菊地臣一, 大谷晃司, 他：精神医学的問題が腰部脊柱管狭窄の手術成績に与える影響－前向き研究－BS-POPによる術前評価とJOABPEQとの関係. 臨整外 49 : 117-121, 2014.

8) 加藤欽志, 大谷晃司, 二階堂琢也, 他：腰部脊柱管狭窄における除圧術の手術成績とBS-POPによる精神医学的問題評価との関係－BS-POPの手術前後での変化に着目した前向き研究. 臨整外 49 : 123-129, 2014.

Q 疑問 15-17 脊椎外科の費用対効果はわかっているのか？

　米国では，近年，脊椎外科の費用対効果が大きな問題になってきています。我が国でも，医療費の急激な増加が政府の予算を圧迫しています。医療費の削減が喫緊の課題になっているいま，ごく近い将来，医療費の削減努力が，脊椎外科医にも求められます。事実，診療報酬請求制度や医薬品の治験では，既に，その有効性に関して，非劣性から優位性の立証が求められています。

　脊椎外科の費用対効果について，近年の報告をみてみます。まず，脊椎症に伴う脊柱管狭窄に対する除圧術は費用対効果が高いという報告があります[1]。この費用対効果は，長い期間追跡した冠動脈ステントと同様とされています。ただ，この結論は，脊柱管狭窄の追跡2年後の結果であり，長期経過ではどうなるかはわかっていません。また，変性すべり症に対する費用対効果は，ほとんどが固定術を併用していることもあり，低いとの結論です。

　別の研究です。整形外科の観点からみると，THAの手術改善率が究極の判断基準（ゴールドスタンダード，gold standard）です。それと比べると，脊椎の手術のうち，脊柱管狭窄（変形性脊椎症に伴う脊柱管狭窄），すべり症，不安定性に対する手術が最大の改善率です。椎間板ヘルニアに対する手術は中程度，慢性腰痛に対する手術についてはわずかな改善であると結論づけています[2]。

　米国で，近年，脊椎外科の費用対効果にことさら焦点が当たった一つの要因が，BMP（骨形成蛋白質）の導入です。脊椎固定術にBMPを併用すると，合併症の発生率が増加し，入院費の増大につながるという報告が出されています[3]。頚椎の前方固定では，創傷，嚥下障害，嗄声の合併症が出現しています。腰椎，胸椎，あるいは頚椎の後方手術では合併症発生率に変化はありません。入院費は手術高位に関係なく増大するという結果です。我が国では，BMPは現時点では導入されていないので，問題になっていません。米国では，元々高額であるBMPの適応を際限なく拡大した結果，問題が起きているというのが実態です。

　その後，BMP-2に腸骨自家骨移植を上回る利点はないという報告が出ています[4]。さらには，固定術にBMP-2を使用する適応はなく，報告ではBMP-2の有効性が実際よりも大きくなっていると指摘されています。癌リスクの上昇を含めたBMP-2関連の問題点の不開示であるという批判も出されています[5,6]。YODA（Yale Open Data Access）が開始されて以降，BMP-2の利点は実際の手術では大きくないことが明らかにされています。

　最近では，複雑な脊椎手術の急増が重篤な合併症と法外な費用の発生を惹起しているという指摘があります[7]。また，米国では2011年1月1日から大手保険会社が椎間板変性疾患のみを適応とする固定術の費用償還を拒否しています[8]。

頚椎での研究を紹介します。前方固定術という同じ術式でも，術者によって総費用に4.8倍もの格差があることが報告されています[9, 10]。そのなかで，インストルメントを使用すると10倍の格差になると指摘しています。その原因は，画像検査，インプラントの使用，骨形成促進剤などの薬剤の使用です。術式を選択する際に，患者の意志を反映する必要はないのかとの疑問が投げかけられています。

このような脊椎外科の費用対効果の問題に一つの解決策が提示されています。それは，慢性化のリスクの高い症例を早期に同定できれば，より効果的な治療を実施できるのではないかという提言です[11]。

予後の層別化で高い費用対効果が得られるという提言に対して，問題点も指摘されています。1つは，ほとんどの腰痛患者には身体的・精神的な健康に関する愁訴が複数存在しているということです[12]。これらは簡単に層別化は出来ません。もう1つが，層別化により治療の妥当性を得ることは，層別化自体が有する問題や実際の実現可能性から困難であるという報告です[13]。

一方で，客観的意思決定支援ツールの導入により，手術実施率が急激に低下したという報告もあります。今後の検討課題です[14]。

最近では，慢性疼痛と就労障害の出現頻度は，MRIやCT，オピオイド，専門医への紹介などに費用を費やしたとしても，加速度的に増えているという報告があります[15]。その背景には，患者への説明に時間がかかること，患者の過剰な期待，そして，保険による補償範囲などさまざまな要因があります。

CMS（Centers for Medicare & Medicaid Services）は，脊柱管狭窄に対する低侵襲の手術（percutaneous image-guided lumbar decompression：PILD，経皮的画像ガイド下腰椎除圧術）を補償に含めないことを決定しています[16]。

費用対効果については，近年，正しく選択された固定術の有効性を示すエビデンスはあるが，費用対効果からみた有効性を支持するエビデンスは非常に限られているという論文が発表されました[17]。そのなかで，固定術後の費用対効果はアウトカム大幅改善例と十分改善しなかった症例で差がないと述べています。別の報告では，米国の運動器の医療費高騰には2つの要因が存在すると指摘しています[18]。1つは，濃厚治療の存在です。もう1つは，1患者あたりの費用の増加です。

米国での脊椎外科の費用対効果の問題は深刻かつ危機的です。我が国でも，脊椎外科に携わる医師や腰痛の診療従事者は，腰痛の診療に対する費用対効果を真剣に検討する時期にきていると言えます。

 医師は，いままで脊椎外科手術の費用対効果についてあまりに無関心であった。今後，費用対効果という観点から，手術を再評価していく必要がある。

●文　献

1) Tosteson AN, Lurie JD, Tosteson TD, et al : Surgical treatment of spinal stenosis with and without degenerative spondylolisthesis : cost-effectiveness after 2 years. Ann Intern Med 149 : 845-853, 2008.

2) Hansson T, Hansson E, Malchau H : Utility of spine surgery : a comparison of common elective orthopaedic surgical procedures. Spine 33 : 2819-2830, 2008.

3) Cahill KS, Chi JH, Day A, et al : Prevalence, complications, and hospital charges associated with use of bone-morphogenetic proteins in spinal fusion procedures. JAMA 302 : 58-66, 2009.

4) Fu R, Selph S, McDonagh M, et al : Effectiveness and harms of recombinant human bone morphogenetic protein-2 in spine fusion : a systematic review and meta-analysis. Ann Intern Med 158 : 890-902, 2013.

5) Low JB, Ross JS, Krumholz HM : Moving forward from rhBMP-2 : open science and data sharing. Spine 39 : 531-532, 2014.

6) Brown JVE, Heirs MK, Higgins JPT, et al : Systematic review and meta-analysis of the safety and efficacy of recombinant human bone morphogenetic protein-2 (rhBMP-2)for spinal fusion. 2013. Published at the website of the Yale Open Date Accese (YODA)Project.
http://yoda.yale.edu/sites/default/files/files/York%20rhBMP-2%20Final%20Report.pdf

7) Deyo RA, Mirza SK, Martin BI, et al : Trends, major medical complications, and charges associated with surgery for lumbar spinal stenosis in older adults. JAMA 303 : 1259-1265, 2010.

8) BlueCross BlueShield of North Carolina : Corporate Medical Policy. Lumbar Spine Fusion Surgery, September 2010.

9) Epstein NE, Schwall G, Reillly T, et al : Surgeon choices, and the choice of surgeons, affect total hospital charges for single-level anterior cervical surgery. Spine 36 : 905-909, 2011.

10) Pearson A : The Surgeon as a Cost Driver. The Spine Blog, May 19, 2011.
http://journals.lww.com/spinejournal/blog/SpineBlog/Pages/post.aspx?PostID=89

11) Hill JC, Whitehurst DG, Lewis M, et al : Comparison of stratified primary care management for low back pain with current best practice(STarT Back): a randomised controlled trial. Lancet 378 : 1560-1571, 2011.

12) Von Korff M, Shortreed SM, Saunders KW, et al : Comparison of back pain prognostic risk stratification item sets. J Pain 15 : 81-89, 2014.

13) Saragiotto BT, Maher CG, Moseley AM, et al : A systematic review reveals that the credibility of subgroup claims in low back pain trials was low. J Clin Epidemiol 79 : 3-9, 2016.

14) Arterburn D, Wellman R, Westbrook E, et al : Introducing decision aids at Group Health was linked to sharply lower hip and knee surgery rates and costs. Health Aff 31 : 2094-2104, 2012.

15) Mafi JN, McCarthy EP, Davis RB, et al : Worsening trends in the management and treatment of back pain. JAMA Intern Med 173 : 1573-1581, 2013.

16) Centers for Medicare and Medicaid Services : Proposed Decision Memo for Percutaneous Image-guided Lumber Decompression for Lumbar Spinal Stenosis(CAG-00433R). 2013.
https://www.cms.gov/medicare-coverage-database/details/nca-proposed-decision-memo.aspx?NCAId=269

17) Mina C, Carreon LY, Glassman SD : Impact of Lumbar Fusion on Health Care Resource Utilization. Spine 41 : 353-357, 2016.

18) Starr M, Dominiak L, Aizcorbe A : Decomposing growth in spending finds annual cost of treatment contributed most to spending growth, 1980-2006. Health Aff 33 : 823-831, 2014.

疑問 15-18　高齢者に対する手術の問題は何か？

　近年，高齢者の脊椎手術が増加しています。以前は，60歳台の手術が"高齢者の手術"と捉えられていました。いま，70〜80歳が平均的手術年齢です。しかも，高齢化に伴い，変性側弯などの脊柱変形に伴う痛みを訴える症例が増えています。以前とは病態が変わってきています。新たに出現した病態に対する治療のあり方はなお，確立されていません。しかも，臓器相関の観点から，膝関節や股関節，そして骨盤の関与も考慮して手術計画を立てなければなりません。

　私自身の高齢者に対する手術の経験から言えることを以下に述べます[1,2)]。

　まず，馬尾障害です。高齢者の下肢症状には馬尾障害が多く存在します。馬尾性のしびれ（歩行により出現する下肢の多根性のしびれ）は，術後，速やかに消失します。しかし，安静時のしびれについては，術後，軽快することはあっても，完全に消失した症例はほとんどありません。高齢者の馬尾障害は，手術成績の危険因子です。特に，安静時における足底部のしびれは，取れ難い症状です。このことを術前に患者に十分に説明して了解を得ておく必要があります。患者がそれにあまりに拘るような場合，精神医学的評価によっては，手術を避けるのも一つの選択肢です。

　次に，手術成績です。高齢者の手術成績は，65歳未満群のそれより明らかに劣ります。しかも，経年的に低下する傾向があります。術後に，神経由来の症状や所見が完全に消失した場合には，その結果は術後の時間的経過とともに劣化するということはありません。しかし，不完全な回復しか得られなかった症例では，時間の経過とともに自覚的に悪化を訴える患者が多いのが事実です。

　高齢者に対する手術で，手術で得られる結果について患者に誤解がある場合があります。"手術で元の健康な身体に戻る"という幻想です。手術によって20歳台の身体に戻るということはありません。術前に精神医学的評価を行い，手術が最終的，かつ完全解決には必ずしもならないことについて，患者から納得を得ておく必要があります。

高齢者の手術にあたっては，高齢者特有の問題を考慮に入れ，手術による治療効果の限界に留意する必要がある。

●文　献
1) 菊地臣一, 蓮江光男：老年者の腰仙部神経障害—手術例の検討—. 整形外科 41：1686-1692, 1990.
2) 紺野愼一, 菊地臣一：高齢者の脊柱変形と腰下肢痛の保存的・手術的治療方針. 整外と災外 37：249-255, 1994.

疑問 15-19 椎間板手術後におけるリハビリテーションは有効か？

いま，整形外科は細分化され，我が国では脊椎外科医が脊椎の手術を担当しています。また，専門医制度の導入により，術後のリハビリテーションを自らの手で処方したり，あるいは自ら指導する脊椎外科医が少なくなっているのが現状です。しかし，脊椎外科医自身も術後のリハビリテーションの必要性，あるいは，内容やその期間など理解しておく必要があります。

それでは，術後のリハビリテーションはどの程度必要なのでしょうか。少し古い文献ですがここに紹介します。系統的レビューの結果です[1]。それによれば，まず，術後における活動制限が必要である証拠はありません。第2に，集中的運動プログラムは，軽いそれよりも短期では機能面でより効果があり，仕事復帰も早く達成されます。ただし，長期では効果に差はありません。第3に，積極的リハビリテーションを術後すぐに開始すべきか，あるいは4～6週後に開始すべきかについての研究はありません。第4に，監督下での運動が家庭での運動より効果があるとする強い証拠はありません。

このように考えると，術後の活動制限や術後のリハビリテーションについては患者の生活や仕事の状況を勘案して，生活指導のみで様子をみるか，適用の有無を考えて処方する必要があると言えます。

A 術後のリハビリテーションの必要性を論ずるには，エビデンスが不足している。

●文　献

1) Ostelo RW, de Vet HC, Waddell G, et al : Rehabilitation following first-time lumbar disc surgery : a systematic review within the framework of the cochrane collaboration. Spine 28 : 209-218, 2003.

疑問 15-20 術前における患者との意思疎通は十分か？

　手術に対する患者の満足度は，医師や医療スタッフと患者との意思疎通が円滑かどうかに大きく関わっています。従って，医師は手術に臨む際に，患者との意思疎通を十分にしておく必要があります。

　術前説明では，手術が万能で，最終的で，問題解決的な治療では必ずしもないことを説明しておき，患者にそのことを納得しておいてもらう必要があります。

　説明では，まず，手術により劇的にとれる症状とそうでない症状があることをわかってもらう必要があります。例えば，下肢の痛みは劇的に消失することを説明します。

　また，足の力が入らないといった愁訴である麻痺は，病態や病期によって取れる場合と取れない場合があります。しびれは一般的に取れ難く，特に安静時における足底部のしびれは取れないと，説明して納得を得ておくほうが安全です。

　さらに，歩行時に出現する痛みなどの症状（間欠跛行）は術後消失することを説明します。しかし，じっとしていても存在している症状（安静時症状）は取れ難いことをわかっておいてもらう必要があります。

　もう1つ大切なことは，医療提供側のスタッフ間での認識の共有です。それは，患者と医療機関，あるいは医師を含む医療従事者との間での信頼関係が，治療成績に影響するという事実です。このことを認識して，術前説明や診療に従事することが必要です。

　最後に，記憶の問題があります。患者は知りたいことだけを聴いている可能性があります。それだけに，記録を残して，術後に備えておくことも必要です。

手術についての術前説明はいくら説明しても十分ということはない。説明の仕方，対象者などに配慮することが必要である。それでも患者が理解，納得しているかはわからない。

Q 疑問 15-21 文献から脊椎外科医が学ぶことは何か？
ー脊椎外科医への問いかけー

　ここまで手術の有効性や安全性について明らかにされていること，現在なお明確に確立されていない仮説などを紹介してきました。

　我々は，先人達や仲間の文献から学ぶことがあります。1つは，腰痛の発生機序，固定術の適応など腰痛の診断や治療には未解明な分野が数多くあるという事実です。脊椎外科医自身が，まず，この事実を受け入れることが必要です。

　第2に，前述した事実を正確に患者に伝えることです。正確に伝える際には従来の説明に基づく同意（インフォームドコンセント，informed consent）ではなく，一歩踏み込んで説明に基づく決定（インフォームドデシジョン，informed decision），あるいは説明に基づく選択（インフォームドチョイス，informed choice）という形にまで持っていく必要があります[1]。つまり，患者と一緒に考え，腰痛の治療にともに挑むということです。これらの事実に対する認識の共有に曖昧さがあったことが，北米における脊椎外科医の権威の失墜につながっているのではないでしょうか。"脊椎外科医は良い商売（good business）"，と皮肉られる現状を打破する必要があります。

　第3に，論理的成功例の蓄積を含む緻密な臨床研究の推進が，いま，脊椎外科医に求められています。

　我々は，自らに次のように問いかける必要があります。「腰痛はメカニカルストレスにより惹起される。メカニカルストレスの除去が治療のすべてである」，このような従来の認識をいまなお引きずって診療にあたっていないのかと。最近の知見はこの概念に否定的です。もちろん，メカニカルストレスの症状・所見への関与を否定するものではありません。問われているのは，それだけではないということへの認識の有無です。

　近年の研究で多数回手術例（multiply operated back，MOB）や手術不成功例（failed back，FB）で来院する患者で，手術それ自体に問題のある症例はほとんどいない，というのが私の実感です。問題は，手術の適応の妥当性にあります。

　次のような問いに対して，手術は良好な成績を約束してくれると自信を持って答えることができるのでしょうか。第1の問いは，"椎間板性疼痛"に対して全例に手術が有効かという疑問です。診断や治療を含めて，この問題への統一見解は未だ確立されていません。

　第2に，安静時におけるしびれは手術で消えるかという問いです。例えば，術前に，馬尾型における足底部のしびれは消失すると説明して手術をした場合に，このしびれが消失しないと患者の不信感を招くことになりかねません。

　第3に，麻痺は手術で回復するのかという問いです。回復するとしたら，回復

するのはどの程度の麻痺で，発症後，どの程度の期間経過している症例かということです。椎間板ヘルニアと腰部脊柱管狭窄では，麻痺の回復状況が違うことは脊椎外科医なら誰でも知っている事実です。

第4に，固定術は腰痛や神経症状の改善に，我々の認識通りの，より良好な結果をもたらしてくれるのかという問いです。

残念ながら，これらの質問に十分な科学的根拠を持って答えることは難しいのが現状です。

手術実施にあたっては，手術によって最終的な問題解決が図れるということは事実ではないことを術者も患者も認識しておく必要があります。つまり，手術によって期待できる効果，手術の不確実性，限界に対する術者の認識が必要です。そしてそれに基づいた患者への説明がその後に続きます。手術をするかどうか，どの術式を用いるかの最終判断は，十分な術前説明を受けて納得した患者です。

"手持ちのカードは手術しかないから手術をする"といった，筆者が若い頃に使っていた言葉は，現在の医療情勢では，例えそれが善意からの行為だとしても結果が悪ければ，つまり，患者の満足が得られなければ医療トラブルのもとになります。

腰痛の治療にあたっては，メスを持つ前に次のことを自らに問いかける必要があります。1つは，患者の症状は，すべて合理的に説明可能か。第2に，非合理的な症状に対応できる，あるいは対応したうえでの手術実施か。最後に，手術が必ずしも最終的な問題解決ではないことを，術者，患者双方ともに納得しているかということです。

メスを執る者は，適応，術式，アウトカム，限界，合併症の危険などを自らに問いかけて，改めて判断することが求められる。

●文 献
1) Weinstein JN : Partnership : doctor and patient : advocacy for informed choice vs. informed consent. Spine 30 : 269-272, 2005.

索　引

和文索引

〈あ〉
アセトアミノフェン……130, 134, 138
圧痕……87
安静……126

〈い〉
痛みと脳……59
医の原点……4
祈り……109
インフォームドコンセント……3, 94, 98, 106, 205
インフォームドチョイス……98, 106, 189, 205
インフォームドデシジョン……3, 94, 98, 106, 189, 205

〈う〉
ウォーキング……124
運動……117
運動療法……96, 112, 114, 115

〈え〉
疫学調査……19

〈お〉
オピオイド……129, 138
オピオイド処方……141
音楽……164
温熱療法……110

〈か〉
科学的根拠……102
下肢痛を伴わない腰痛……194
画像診断……79
加齢変化……16

癌……54
患者選択……140
関節突起下圧迫……90

〈き〉
キュア……106
教育・啓発活動……97
矯正術……170

〈こ〉
後方突出……72
硬膜……43
高齢者……202
誤診……77
骨粗鬆症性椎体骨折……195
固定術……170, 178, 180, 183, 185, 189, 194
コミュニケーション……5
根拠に基づく医療……2
後縦靱帯……43

〈さ〉
座位……127
作業関連腰痛……158

〈し〉
自覚症状……84
自然経過……21
疾患……76
社会的因子……25, 34
手術
――, 成績……169, 197, 202
――, 意志決定……102
――, 実施率……168
――, 有効性……166
術前説明……204
寿命……54

207

除圧術……170
神経根圧迫……87, 90
神経根管中枢部……87
神経根の走行……88
神経性間欠跛行……73
神経成長因子（NGF）……39
人工椎間板……192
靱帯……43
心理学的苦痛……49
心理社会的ストレス……35
心理的因子……25, 30
診療ガイドライン……100, 104

〈す〉
睡眠障害……57
ストレス……7

〈せ〉
成育環境……56
生活の質……3, 94
精神医学的問題……197
生物・心理・社会的疼痛症候群……25,
　100
脊椎マニピュレーション……155
説明に基づく決定……94, 98, 106, 189, 205
説明に基づく選択……98, 106, 189, 205
説明に基づく同意……3, 94, 98, 106, 205
戦場と疼痛……37

〈そ〉
臓器相関……16, 44, 64, 65, 69

〈た〉
代替療法……151, 153
多椎間多根障害……89

〈ち〉
治療成績評価基準……94
治療方針……98
鎮痛薬……129, 136
鎮痛薬物療法……129

〈つ〉
椎間板性腰痛……183
椎間板造影……85, 194
椎間板造影術……194
椎間板ヘルニア……72, 172
椎間板変性……39
椎体形成術……195
椎間孔外圧迫……89
椎間孔外部……87
椎間孔絞扼……90
椎間孔部……87
椎間関節……43

〈て〉
殿部痛……65

〈と〉
疼痛緩和効果……189
動脈硬化……44

〈に〉
日本整形外科学会腰痛評価質問票……197
人間工学的アプローチ……158
認知行動療法……57, 160
二足歩行……14

〈の〉
脳への電気刺激……165
ノセボ効果……11

〈は〉
馬尾障害……202

〈ひ〉
膝内側部痛……69
費用対効果……102, 199

〈ふ〉
不確実性……76
プライマリケア……106
プラセボ効果……10
ブロック療法……149

〈へ〉

変形性膝関節症……69

変性疾患……166

変性すべり症……190

変性側弯に伴う神経根障害……91

〈ほ〉

保存療法……157, 186

〈ま〉

マインドフルネス……162

慢性炎症……115

慢性腰痛……54, 62

満足度……3, 94, 98

〈め〉

免疫機能……115

〈よ〉

良い姿勢……64

腰仙椎部神経根……65

腰椎変性側弯……67

腰痛

―― , 小児……24

―― , 青少年……38

―― , 年齢……23

―― , 肥満……51

―― , 文化……29

―― , 予防……95

腰痛外傷説……27

腰痛関与因子……47

腰背筋……43

腰部神経根症……69

腰部脊柱管狭窄……17, 70, 73, 175

〈り〉

リハビリテーション……203

〈れ〉

冷却療法……110

欧文索引

〈B〉

Brief Scale for Psychiatric Problems in Orthopaedic Patients (BS-POP)……197

〈C〉

chemical radiculitis……39

cure……106

〈E〉

evidence-based medicine (EBM)……2, 98, 100

extraforaminal entrapment……89

〈F〉

foraminal encroachment……90

Försth……176, 190

〈G〉

Ghogawala……176, 190

Graf制動術……192

〈H〉

hip-spine syndrome……65

〈I〉

informed choice……98, 106, 189, 205

informed consent……3, 94, 98, 106, 205

informed decision……3, 94, 98, 106, 189, 205

〈J〉

JOA Back Pain Evaluation Questionnaire (JOABPEQ)……197

〈L〉

Locomotive Syndrome and Health Outcome in Aizu Cohort Study (LOHAS)……17

〈M〉

Macnab……13, 65

MRI検査……79

MRI所見……84

〈N〉

narrative-based medicine（NBM）……2, 98, 100

NSAIDs……129

〈P〉

peripheral arterial disease（PAD）……17

primary care……106

〈Q〉

quality of life（QOL）……3, 94, 98

〈R〉

red flags……77

〈S〉

subarticular entrapment……90

〈X〉

X-Stop法……175

X線被曝……83

数　字

1椎間1根障害……88

1椎間2根障害……90

2椎間2根障害……89

── 著 者 略 歴 ──

菊地　臣一（きくち　しんいち）（生年月日：昭和21年12月15日）

昭和46年	福島県立医科大学卒業
	福島県立医科大学附属病院整形外科入局
52年	カナダ・トロント大学ウェールズリィ病院留学（Clinical research fellow）
55年	日赤医療センター整形外科副部長
61年	福島県立田島病院院長
63年	福島県立医科大学整形外科講師
平成 2 年	福島県立医科大学整形外科教授
14年	福島県立医科大学医学部附属病院副院長
16年	福島県立医科大学医学部長
18年	福島県医師派遣調整監就任
18年	公立大学法人 福島県立医科大学副理事長（医療担当）
	兼附属病院長
20年	公立大学法人 福島県立医科大学理事長兼学長
29年4月～	公立大学法人 福島県立医科大学常任顧問兼ふくしま国際医療科学センター
	常勤参与
	福島県立医科大学 名誉教授
平成15年	スウェーデン・イヨテボリ大学名誉医学博士号授与
17年	2005年度 International Society for the Study of
	the Lumbar Spine 会長就任
18年	A Foreign member of The Royal Society of Arts
	and Sciences in Göteborg 就任
23年	香港大学客員教授
19年～24年	日本脊椎脊髄病学会理事長

雑誌編集委員

・Spine	Deputy Editor（平成19年～29年）
	Advisory Editorial Board（平成12年～18年）
	Associate Editor（平成5年～11年）
・脊椎脊髄ジャーナル	編集委員（平成8年～18年3月）
・臨床整形外科	編集主幹（平成22年9月～25年12月）
	編集委員（平成8年～22年8月,
	平成26年1月～29年3月）
	編集顧問（平成29年5月～）
・NEW MOOK 整形外科	編集委員（平成8年～19年）
・ペインクリニック	編集委員（平成18年～29年3月）

一問一答！ 腰痛のエビデンス

定価（本体 4,000 円＋税）

2018年2月1日　第1版第1刷発行

著　者　菊地　臣一

発行者　福村　直樹

発行所　金原出版株式会社

〒113-0034 東京都文京区湯島2-31-14

電話　編集　(03)3811-7162

営業　(03)3811-7184

FAX　　　(03)3813-0288

振替口座　00120-4-151494

http://www.kanehara-shuppan.co.jp/

©菊地臣一, 2018

検印省略

Printed in Japan

ISBN978-4-307-25162-4

印刷・製本／シナノ印刷

装丁・本文デザイン／朝日メディアインターナショナル

JCOPY ＜出版者著作権管理機構 委託出版物＞

本書の無断複製は著作権法上での例外を除き禁じられています。複製される場合は，そのつど事前に，出版者著作権管理機構（電話 03-3513-6969，FAX 03-3513-6979，e-mail：info@jcopy.or.jp）の許諾を得てください。

小社は捺印または貼付紙をもって定価を変更致しません。
乱丁，落丁のものはお買上げ書店または小社にてお取り替え致します。